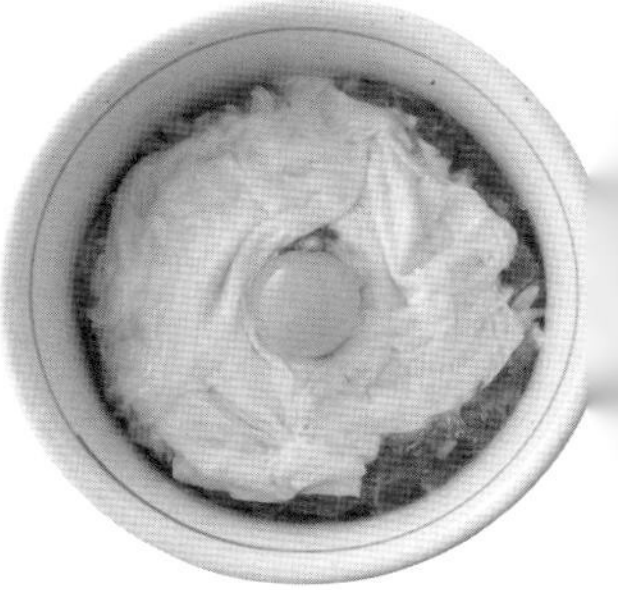

朝食を充実させれば
みるみる健康に！

管理栄養士
日本抗加齢医学会指導士
森由香子

老けない身体をつくる「朝のダブルたんぱく」習慣

植物性＋動物性

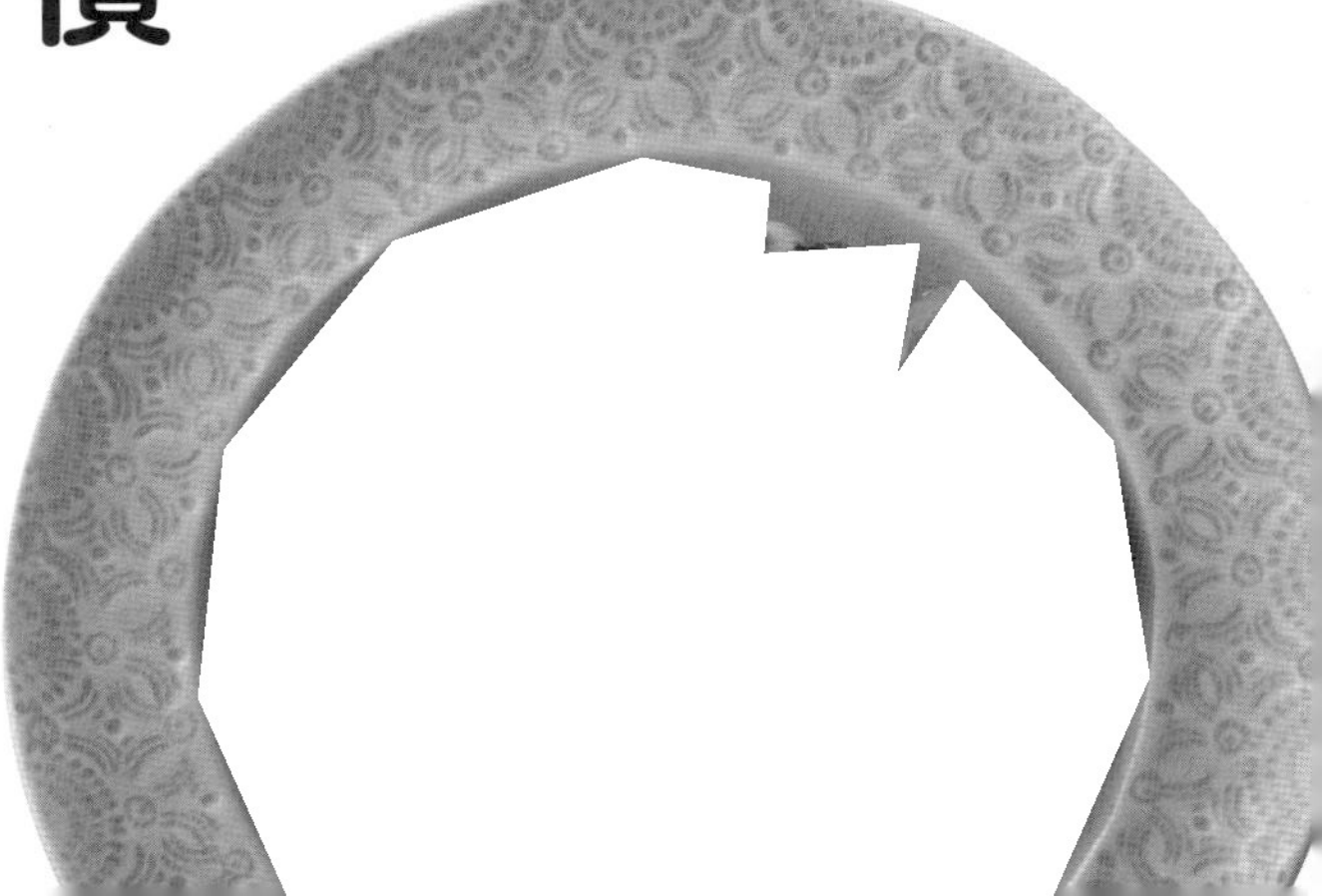

すばる舎

はじめに

朝のダブルたんぱく習慣で、老けない身体を手に入れましょう

「朝食を摂ると太りそうだから食べていません」

「朝は忙しく朝食を食べる時間がありません」

これらは、私のところに栄養指導に来られる方から度々きかされる朝食を摂らない理由です。皆さんは、いかがでしょうか？


近年、疫学研究の結果から朝食は摂ったほうがよいというエビデンスがいくつも出ています。たとえば、毎日、朝食を食べている人は、食べていない人に比べて、①たんぱく質や炭水化物、鉄、ビタミンB_1、ビタミンB_2などの栄養素の摂取量が多い、②穀類、野菜類、卵類などの食品摂取量が多い、③早寝、早起きの人が多い、④睡眠の質が良い人が多く不眠傾向の人が少ない、⑤ストレスを感じていない人が多い、⑥学校の成績や学力テストの点数が良い、⑦体力測定の結果が良い

など、沢山の報告が挙げられています。

このようなことから朝食を食べる習慣は、食事の栄養バランス、生活のリズム、心の健康、学力や体力に関係していることがわかります。

では、逆に朝食を食べない習慣は、どのようなことが起きやすいのでしょうか？

①筋肉量が減少する、②間食が増えて食事の質が悪くなる、③慢性疾患のリスクが高くなる、④肥満や運動不足、過度な飲酒など、不健康な生活習慣を招きやすいといった、健康へのリスクとの関連性が指摘されているのです。

そして忘れてはいけないのは、朝食の内容です。実は、パンとコーヒーだけ、野菜ジュースだけ、野菜サラダだけ、菓子パンだけといった食事は、朝食を摂っているということにはなりません。食事の質（栄養価）も大事なのです。特に**朝食で欠かさず摂りたい重要な栄養素は、たんぱく質であること**が多くの研究からわかっています。

精神的・身体的機能の低下を予防する観点からも、朝のたんぱく質摂取は重要です。高齢女性を対象とした研究でも、朝のたんぱく質摂取は、筋肉量の維持や増加に有効である可能性が示されています。

また、朝食でのたんぱく質摂取は、時間栄養学の観点からも重要な意味があります。

私たちの身体には体内時計が備わっており大きく分けると、**「中枢時計」**と**「末梢時計」**からなります。「中枢時計」は、脳の視交叉上核《しこうさじょうかく》にあり、全身をコントロールしています。一方、「末梢時計」は、脳、心臓、胃、腸などの臓器や、皮膚、血管、筋肉などの組織に存在し、中枢時計に連動しつつ個々にリズムを刻んでいます。

私たちの体内時計は、約24・5時間周期のリズム（概日リズム）を刻んでおり、地球の自転周期である24時間より長いため、このずれを毎日リセットしなければなりません。

この0・5時間のずれをリセットしないでおくと、**体内時計に「時差ぼけ」のような状態を招いてしまいます。**私たちの身体は体内時計でリズムを刻み、働いていますから、時差ぼけを解消しないでおくと、それぞれの臓器や組織が持つ本来のリズムを失わせ、健康的に機能しなくなってしまいます。そして、体調不良や生活習慣病、肥満などを招くことにつながるのです。

時間のずれをリセットするには、**中枢時計が朝の光、末梢時計には朝食が必要です。**

朝食は、何を摂るかが重要です。マウスの研究になりますが、炭水化物とたんぱく質が摂れる食事は、リセット効果が高いことが明らかになっています。

さらにたんぱく質の摂取源ですが、**動物性食品（主に肉、魚、卵、乳製品・牛乳）と植物性食品（主に大豆・大豆製品）の2種類からたんぱく質を同時に摂る（ダブルたんぱく）こと**がおすすめです。

ダブルたんぱくにすると、筋肉を構成するたんぱく質の合成効率が高い状態で保たれ、筋肉づくりに効果的であるというデータがあります。

つまり、動物性食品は必須アミノ酸や飽和脂肪酸、ビタミンB_{12}、鉄分、亜鉛を多く含み、植物性食品は食物繊維やカロテノイドなどの抗酸化物質が豊富なため、ふたつを組み合わせることでバランスが整い、健康に良い影響を与えるのです。

たんぱく質を取り入れた朝食の重要性は、時間栄養学をはじめ様々な研究結果からわかってきました。正しい朝食習慣は、将来の健康な身体への投資となります。

本書では、いつまでも心身ともに元気でいられるためには何を食べたらよいかを考え、朝食に焦点をあてています。Part3では、ダブルたんぱくで栄養バランスが摂れる簡単なレシピ14日分とつくりおきレシピ4種を紹介しています。

レシピで取り上げている食品や調味料は、手に入りやすいものばかりです。しかも、無駄にならないよう繰り返し使えるようなレシピづくりを心がけました。

料理が苦手な方でも、バランスのとれた朝食が手間なく簡単につくれるように短いレシピにしています。レシピをリピートしてご自身の定番朝食としてご利用いただけたら著者として喜ばしい限りです。本書の情報からメリットが得られ、皆さまの健康寿命を延ばす一助になれば幸いです。

森由香子

Contents

Part 3

人生が変わる朝のダブルたんぱく食事術

朝のダブルたんぱくレシピ

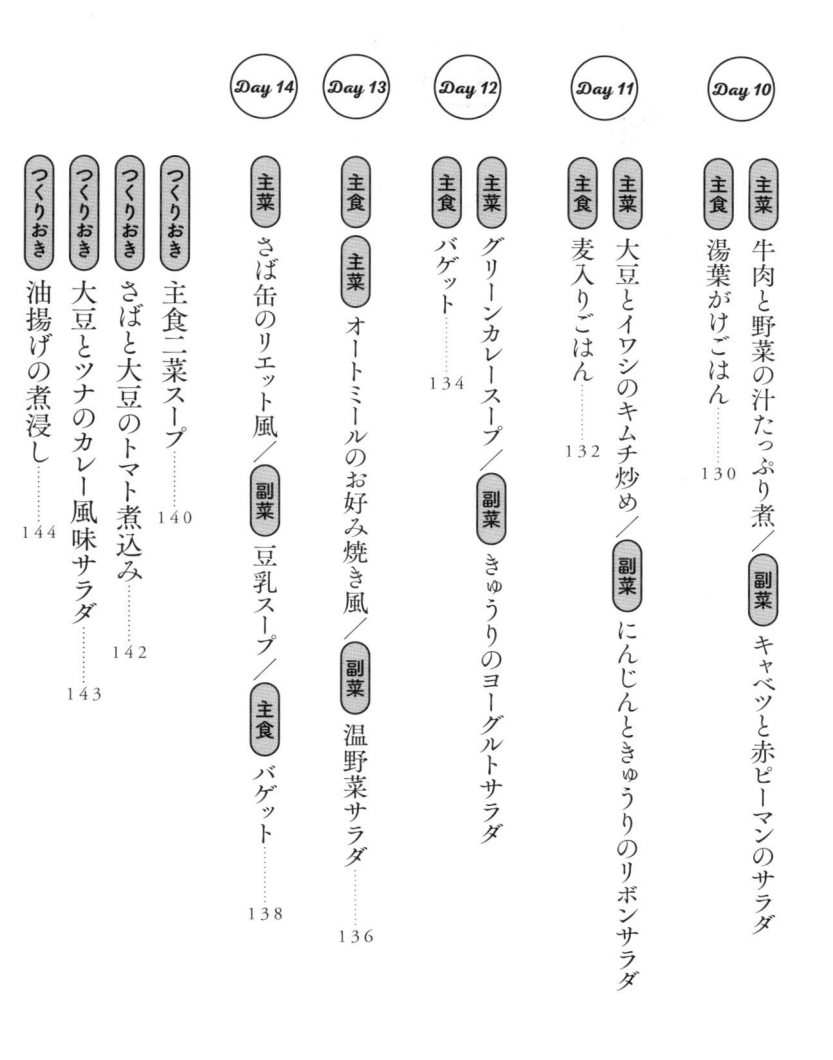

Part 4

心地よく歳を重ねる栄養バランスの新常識

料理　森由香子
装幀・ブックデザイン　加藤愛子（オフィスキントン）
撮影　山本ひろこ
イラスト　むらまつしおり
DTP　ベクトル印刷
編集協力・スタイリング　早草れい子（Corfu企画）
編集担当　大石聡子（すばる舎）
撮影協力　けさらんぱさらん
UTUWA

Part 1

朝のダブルたんぱくはどうしていいのか？

朝のたんぱく質は老化予防になる

いつまでも若々しく、筋肉量を維持するために積極的に摂取してほしい栄養素がたんぱく質です。そして、とても重要な意味をもつのが朝食でたんぱく質を摂ることです。

私たちの身体は寝ている間でもアミノ酸を必要として使い続けており、足りない分は、筋肉を分解して補っています。つまり、**朝に、たんぱく質を十分に摂らないと、筋肉量が減ることになります。**そこで、朝食でしっかりたんぱく質を補給し、筋肉を分解モードから合成モードへと切り替える必要が出てきます。

近年の研究で、効率的な筋肉合成には、たんぱく質の摂取は、朝食、昼食、夕食を均等に摂ることが望ましいと考えられています。しかし、現状では1日のなかで、朝食のたんぱく質摂取が最も少ないことがわかっています。[1]

実際に、2012年国民・健康栄養調査でわかったことは、日本人のたんぱく質摂

1　日本サルコペニア・フレイル学会誌 2023．6　Vol.7No.1　p.26

取量の平均をみると、朝食が一番低く、昼食、夕食の順に多くなり、驚くことに朝食では、夕食の1／2の量しか摂れていないとのことです。[2] ほかの調査においても、日本人のたんぱく質摂取の割合は平均すると朝食：昼食：夕食＝2：3：4と朝食の割合が一番少ないという結果になりました。[3]

逆に、高齢者対象の研究では、**朝に適切なたんぱく質摂取があると、骨格筋（骨格を動かす筋肉）の合成効率が高まる**ことがわかりました。[3]

歳をとるにつれて、気をつけたいのがサルコペニアです。これは筋力や筋肉量の低下により日常生活に必要な様々な身体機能が低下した状態です。**筋力を衰えさせない、筋肉量を減らさないこと**が予防策として重要となります。

朝のたんぱく質摂取は、身体機能の維持、そして老化予防に大きな意味をもちます。

2　Ishikawa Tanaka K, Takimoto H:Current protein and amino acid intakes among Japaneese people:Analysis of the 2012 National Health and Nutrition Survey, *Geriatr Gerontol Int*, 18:723-731,2018.
3　Kim HK,et,al:Front Nutr,8:797004.doi:10 3389/fnut2021.797004（2021）

朝のダブルたんぱくなら、筋力アップに最適

全身の細胞にある体内時計は、数十種類の時計遺伝子で構成されており、自律神経の調整やホルモンの分泌などの様々な生命活動に1日周期のリズムをもたせています。筋肉の合成には適切なたんぱく質が必要ですが、近年では、**摂取するタイミングも大切である**ことがわかりました。

ここに、長崎大学と早稲田大学の研究グループがおこなった興味深い実験報告があります。マウスを使ってたんぱく質を摂取するタイミング（朝食と夕食）と、筋肉量の変化をみる研究です。[3]

体内時計が正常なマウスと体内時計が機能不全になったマウスに朝と夕で同じ食事を食べさせたところ、**筋肉量を増やせたのは、体内時計が正常で、かつ朝にたんぱく質を摂ったマウスだけだったことがわかりました**。

また、高齢女性を対象として、朝、昼、夕の3食のたんぱく質の摂取量と骨格筋機

能との関係性を調べたところ、朝食で多くのたんぱく質を摂取している女性のほうが、夕食で多く摂取している女性よりも、骨格筋指数（両腕両脚の筋肉量を算出し身長〈mの2乗〉で割った値）や握力が高いことがわかりました。これは**朝食での適切なたんぱく質摂取が、筋肉量の維持や増加に有効である**可能性を示しています。

これらの結果から、筋肉の合成には体内時計が関わっており、適切なたんぱく質摂取のほかに、摂取するタイミングも大切であることがわかります。

さらに近年の研究で明らかになったことは、どのような食品からたんぱく質を摂ると筋肉合成が高まるかです。結論から言いますと、**植物性食品由来のたんぱく質と動物性食品由来のたんぱく質をブレンドして摂ることが運動後の筋肉づくりに効果的ということがわかりました。**

ここに、ヒトでの研究報告があるので紹介しましょう。

運動後に①「動物性（ホエイ、カゼイン）と植物性（大豆）をブレンドしたたんぱく質（ホエイ25%、カゼイン50%、大豆25%）を摂取した場合と、②「運動後に動物性たんぱく質（ホエイのみ）」を摂取した場合で、筋肉のたんぱく質合成率がどうなるかをみました。

すると、①の動物性と植物性をブレンドしたたんぱくのほうが、筋肉のたんぱく質合成率が高い状態で保たれることがわかりました（次ページ図参照）。

これには、**動物性食品由来のたんぱく質（ホエイ、カゼイン＝乳たんぱく）と植物性食品由来たんぱく質（大豆たんぱく）での吸収の速度が異なることが関連している**と考えられています。動物性と植物性のダブルでたんぱく質を摂ると、筋肉をつくる元となるアミノ酸（たんぱく質が分解されたもの）が吸収速度の差により長時間血液中に留まることとなり、筋肉合成が促進するためではないかというものです。[4] 動物性の乳たんぱくのなかでもホエイは吸収速度が速く、一方、同じ乳たんぱくのカゼインと大豆たんぱくは、ゆっくりと消化されます。

また、大豆たんぱくは食物繊維やポリフェノールが含まれているため、吸収速度や合成に影響しているのではないかと考えられています。さらに、大豆たんぱくには、筋肉のたんぱく質を分解する酵素の働きを阻害するという新しい知見もあり、これが筋肉合成率に良い効果をもたらすのではないかと指摘されています。

4 Paul T.Reidy et al. The Journal of Nutrition, 1-7, 2013

たんぱく質摂取後の筋肉を構成するたんぱく質の合成率比較

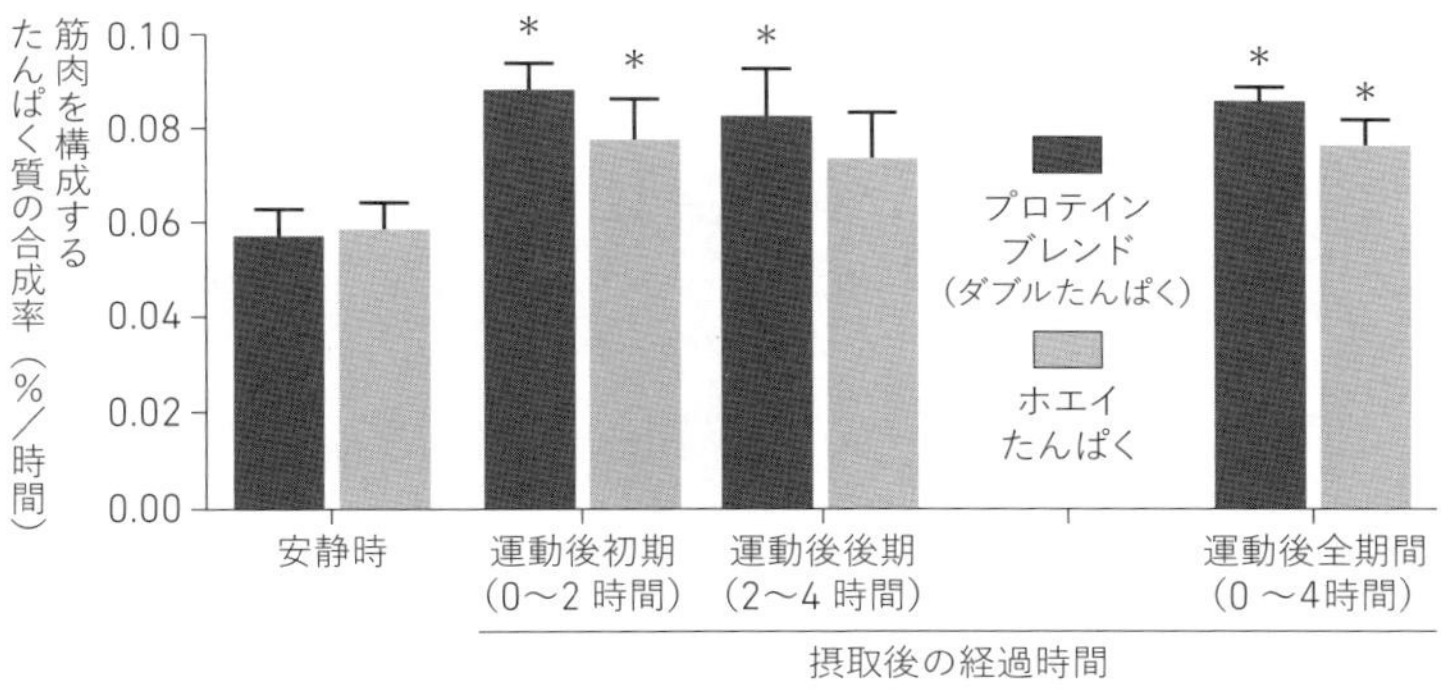

安静時は、動物性たんぱく質のホエイのみを摂取した場合と、動物性と植物性たんぱく質をブレンドした場合（ダブルたんぱく）で差がなかった。運動後では、運動後の初期（0〜2時間）、後期（2 〜 4 時間）、および運動後全期間（0 〜4時間）で安静時の値より上昇した。ホエイたんぱく質を摂ったグループでは、初期および全期間でのみ安静時値より上昇したが、後期では上昇しなかった。一方の動物性と植物性たんぱく質をブレンドした場合（ダブルたんぱく）は、後期（2〜4時間）も保たれた。

出典：Paul T.Reidy et al. *The Journal of Nutrition*, 1-7,2013

体内時計の朝活！中高年にうれしい朝たんぱく

「体内時計」という言葉は、２０１７年のノーベル生理学・医学賞の受賞者がそのメカニズムを解明してから、広く認知されるようになりました。栄養学の世界では、本来の**何を食べるかだけでなく、身体のリズムや吸収・代謝の「時間帯」を意識した食べるタイミングも重要**と考えられるようになり、「時間栄養学」という学問が脚光を浴びるようになりました。

体内時計には、大きく分けて「中枢時計」と「末梢時計」の2種類があります（次ページ参照）。

中枢時計は文字通り、全身のコントロール役。脳の視交叉上核にあり、目に近いところにあるため朝の光でリセットされます。

一方の末梢時計は、脳、心臓、胃、腸などの臓器や、皮膚、血管、筋肉などの組織に存在し、それぞれリズムを刻んでいて朝食を食べることでリセットされます。

体内時計は朝の光と朝食で動く

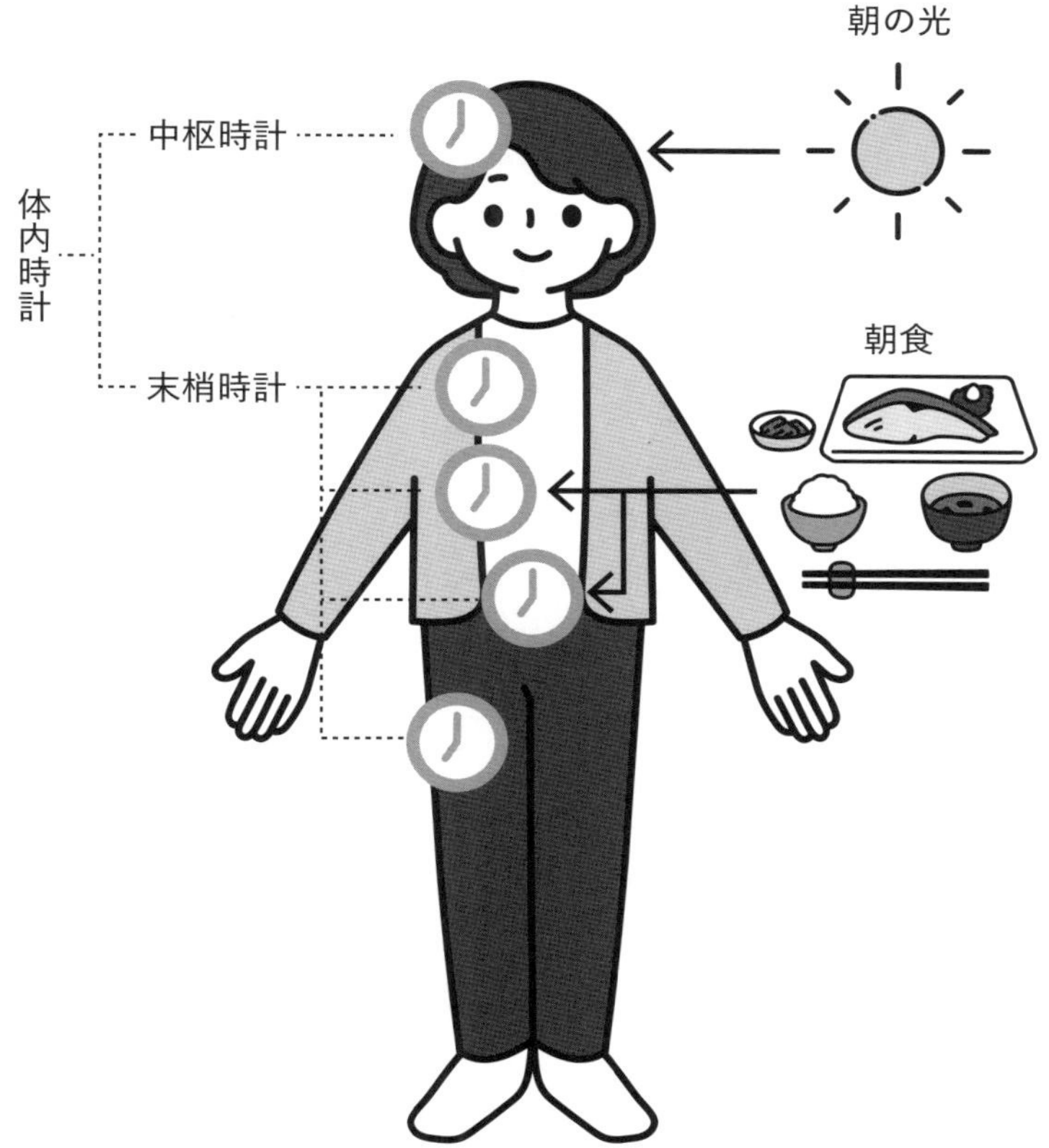

朝の光を浴び、朝食を食べると、体内時計に朝が来たことを知らせ、時計の針を１日の始まりに合わせる（リセットする）。中枢時計は朝の光でリセットされ、末梢時計は朝食でリセットされる。時差ぼけを防ぐためにはどちらも大切。

そのため、朝食を欠食すると、末梢時計のスイッチが入らない状態のままとなり、時刻合わせができず時差ぼけのような状態に陥り、それぞれの臓器や組織がもつ本来のリズムを失わせてしまいます。

加齢とともに、若いときほど食べられなくなったと感じている人は多いと思います。食事量が少なくエネルギー量が減少するような場合は、効率よく栄養を補給する必要があります。それには、栄養価の高いものを摂取することがポイントです。つまり、食事の質が重要となります。

朝は、栄養素の代謝がピークを迎える時間帯であると時間栄養学の世界では考えられています。代謝とは、身体が食事から摂った栄養素を分解したり、別の形に合成したり、エネルギーに変えて利用したり、肝臓や筋肉に蓄えたりする働きを言いますが、この働きは朝が最も活発になります。[5]

日本時間栄養学会顧問の柴田重信氏らのヒトでの研究報告によりますと、朝食後と夕食後の血液データを検査した結果、16種類のアミノ酸（たんぱく質が分解されたもの）

5 『脂肪を落としたければ、食べる時間を変えなさい』柴田重信著（講談社）p.81

濃度が朝食後に高いことがわかり、たんぱく質の消化吸収は朝のほうがよく、アミノ酸代謝も朝に盛んであると結論づけられています。

代謝がピークを迎える朝は、栄養がたっぷり摂れる質の高い朝食を食べないともったいないのです。

また、**朝食でたんぱく質を摂ると、それ以降の食後血糖値の上昇が抑えられる「セカンドミール効果」も得られます。**食物繊維のセカンドミール効果は有名ですが、たんぱく質にもあることがわかっています。[6] 食後の高血糖を心配されている方は、野菜から先に食べる「ベジファースト」もいいのですが、「たんぱく質ファースト」でもセカンドミール効果が期待できるので臨機応変に選んでみてください。

紹介した研究結果から考えると、朝食でのたんぱく質摂取は、中高年にとってメリットが大きいことは間違いないようです。

6　Glico「セカンドミール効果と攻めの間食」
https://www.glico.com/jp/health/contents/secondmealeffect/（2024.6.30）

朝の光と朝食で「時差ぼけ」を防ぐ

体内時計（ヒト）の周期は、「24・5時間」であるのに対して、地球の自転周期は24時間です。

そのため毎朝、時間のずれをリセットする必要があります。このずれをリセットしない生活を続けていると、だんだん身体は時差ぼけ状態になり、臓器や組織がもつ本来のリズムを失わせ、正常に機能しなくなり、肥満や糖尿病、高血圧症などの生活習慣病、睡眠障害など健康を蝕《むしば》む要因をつくります。

では時差ぼけの原因となる時間のずれをリセットするにはどうすればいいのでしょうか？　答えは、**「光の刺激」と「食事の刺激」を与えること**です。つまり、起床後、朝の光を浴びて、朝食を食べるといいのです（21ページ参照）。

朝の光を浴びると「光の刺激」により、脳の視交叉上核にある中枢時計が朝を認識してリセットされます。

そして、朝食を食べると「食事の刺激」により、身体中の臓器や組織に存在する末梢時計がリセットされます。

では朝の光（光の刺激）だけで、朝食（食事の刺激）を食べないとどうなるのでしょうか?

ヒトを対象にした実験報告[7]があるのでみていきましょう。

光の刺激は同じ環境にして、食事時間を5時間ずらすことでの体内時計（中枢時計と末梢時計）への影響を比較したものです。実験では、1回目は朝食を7時、昼食を正午、夕食を17時に摂り、両時計のリズムを計測。2回目は昼食を正午、夕食を17時、夜食を22時に摂り、両時計のリズムを計測。

その結果、1回目と2回目ともに中枢時計のリズムにズレはなく、末梢時計に1〜1・5時間の遅れが出た結果となったのです。研究者が言うには、この末梢時計のずれが1〜1・5時間と短い時間で済んだことは、中枢時計が司令塔として組織全体のコントロールをしているからではないかということでした。

これにより、朝食を食べないと末梢時計に時差ぼけを生じさせることがわかります。

7　『脂肪を落としたければ、食べる時間を変えなさい』柴田重信著　講談社　p.73

時差ぼけというのは、中枢時計が活動モードであるのに対し、末梢時計はぐずぐずして活動モードに入れず、同時にスタートダッシュを切れない状態と言えるでしょう。それが臓器や組織の機能に不具合を生じさせて、不調へとつながるわけです。

朝の光を浴び、朝食を食べることは、体内時計に朝が来たことを知らせ、時計の針を1日の始まりに合わせる（リセット）役割を果たし、時差ぼけを防いでくれているのです。

朝食を食べると自律神経のリズムが整う

朝食は体内時計をリセットすることで、「自律神経」の働きにも良い影響を及ぼします。

その理由を説明する前に、まず自律神経の働きをみていきましょう。自律神経は、**「交感神経」**と**「副交感神経」**からなり、私たちの意思とは関係なく心拍、血圧、体温、消化、代謝などの生命活動を維持するために24時間休むことなく働いています。

このふたつの神経は、相反するような働きをしていますが、シーソーのようにバランスをとりながら身体を健康な状態に維持しています。「交感神経」は日中の活動時に優位に働き、心拍数や血圧を上げたり、消化活動を抑えたりします。「副交感神経」は休息やリラックスしているときに優位に働き、心拍数を抑えたり、血圧を下げたり、消化活動を促進したりします。

交感神経と副交感神経は、このように1日のなかで規則正しいリズムをとりながら、また、状況に応じて優位さを切り替えながら、交互に働いて私たちの身体をベストな状態に保っています。

ところが自律神経の働きが乱れ、交感神経と副交感神経の切り替えがうまくいかないと身体に不調をもたらすことに。そのため、自律神経の正しいリズムを保ち、その働きを乱さないようにすることが健康維持に大切になります。

では、なぜ、自律神経が朝食と関係しているのでしょうか。

朝食を食べると末梢時計をリセットさせ、胃腸の動きが活発になり、消化酵素やホルモンの分泌も増え、蠕動《ぜんどう》運動が始まります。このことで、睡眠時に副交感神経が優位だった状態から、交感神経が優位な状態へと切り替わるからです。つまり、**自律神経のリズムが整う**のです。

朝食は、ダイエットにも良い成果をもたらします。朝食は、夕食に比べて**食事誘発性熱産生（DIT：Diet Induced Thermogenesis）**が2倍ほど大きくなることがわかっています。[8]

8　『大切なのは「いつ食べるか」でした。』大塚邦明著　三笠書房p.121

食事誘発性熱産生とは、食事をして体内に吸収された栄養素が分解されたときに、その一部が身体の熱となって消費される現象です。この現象により、食後のゆったりと過ごしているときでも消費エネルギー量は増大しています。**食事をすると身体がポカポカとあたたかく感じることがあるでしょう。それが食事誘発性熱産生によるもので、身体から熱が発散されているのです。**

まだまだ朝食のメリットはあります。

朝食を摂ると、次の食事（セカンドミール）での高血糖が抑えられる**「セカンドミール効果」**も得られます。野菜や海藻、きのこ、豆、芋類などに多く含まれる食物繊維や肉、魚、卵、大豆・大豆製品、乳製品・牛乳に多く含まれるたんぱく質には食後の高血糖を抑える働きがあり、次の食事での血糖値にも良い影響を及ぼします。1日における高血糖を抑えるには朝食にたんぱく質や食物繊維が多い食品を摂るといいのです。

また、朝食でたんぱく質を摂ると、**昼食以降の食欲を抑えられる**という報告もあります。[9]朝食を食べて、様々な恩恵を受けてください。

9　糖尿病ネットワーク『朝食で「牛乳」を飲むと1日を通じて血糖値が低下　糖尿病の食事改善』（2018.8.27）https://dm-net.co.jp/calendar/2018/028378.php

朝食抜きは脳卒中のリスクを高める

朝食を摂ることは肥満、糖尿病、高血圧症、脂質異常症などの予防に大切であることは、多くの研究で報告されています。

健康を維持するには、自律神経のリズムも重要で、朝食に大切な役割があることは先述したとおりです。

つぎに、**朝食抜きが脳卒中のリスクを高める**ことが判明した研究報告を紹介します。

国立がん研究センターと大阪大学では、45〜74歳の男女約8万人を対象として約13年間に及ぶ追跡調査をおこないました。その結果、朝食を毎日摂るグループに比べて、週に0〜2回しか摂らないグループは、脳出血、くも膜下出血、脳梗塞といった**脳卒中の発症が1・18倍高いことがわかりました。このうち脳出血は1・36倍高くなっていました。**[10]

脳卒中の大きなリスク因子は高血圧ですが、ある専門家は、血圧の大きな変動が脳

10 https://univ-journal.jp/4826/

出血の発症リスクをアップさせたのではないかと指摘しています。起床してから昼食までの長い空腹感がもたらすストレス、代謝リズムの乱れから血圧の大きな変動は起こります。

また、こういう報告もあります。

朝食習慣と慢性疾患の発症との関連を調べた研究報告では、**習慣的に朝食を摂っている人に比べて、習慣的に朝食を抜いている人は、循環器疾患[11]や2型糖尿病[12]の発症リスクが1・22倍高い**ということでした。

朝食抜きは、血糖値の乱高下により血管が傷つきやすくなります。

血糖値の乱高下とは、食後に血糖値が急上昇したあと急降下する現象で、「血糖値スパイク」とも呼ばれ、活性酸素（病気の原因をつくる物質）が大量に発生し血管が傷つき動脈硬化や心筋梗塞、脳卒中のリスクを高めると考えられています。

ほかにも、**朝食を抜いて1食目の食事が昼食になると、長時間の空腹後の食事になるため、肝臓での中性脂肪やコレステロールの合成が進んでしまいます。**脂質異常症

11　Chen H.et al.Assicuation between skipping breakfast and risk of cardiovascular disease and all cause mortality:A meal-analysis. *Clin Nur* 2020;39:2982-8.
12　Balon A,et al. Breakfast skipping is associated with increased risk of type 2 diabetes among adults a systematic review and meta analysis of prospective cohort studies *J Nutr* 2019-149:106-13

のある方は、検査値を上げてしまう懸念がありますので注意してください。
朝食は生活習慣病、ひいては重篤な疾患の予防になり、私たちの健康を支えています。

朝食は炭水化物、たんぱく質、脂質のバランス食で

体内時計は、毎日リセットする必要があり、それには、光の刺激と食事の刺激、つまり朝食を食べることが欠かせません。近年、朝食で摂るべき大切な栄養素が時間栄養学の研究成果からわかりました。

それは、炭水化物、特に**糖質、たんぱく質、脂質です。**これらの栄養素は、上がった血糖値を正常値にもどすインスリンというホルモンの分泌に関わっているからです。

実は、このインスリン、体内時計（末梢時計）を正常に動かす役目を担っています。

朝食には肝臓などにある末梢時計をリセットして動かすという大切な役割があります。**末梢時計は、インスリンをシグナル（合図）にして動き出すのです。**

食事から糖質やたんぱく質、脂質を摂取すると、インクレチンという消化管ホルモンが分泌されます。これは、小腸から吸収されるブドウ糖の量に比例して分泌される

もので、インクレチンの分泌量に応じて、インスリンが分泌されます。インクレチンには、GLP－1（グルカゴン様ペプチド－1）やGIP（グルコース依存性インスリン分泌刺激ポリペプチド）があります。[13]

冒頭で説明したように、末梢時計を動かす鍵となるのがインスリンです。

この働きをサポートする理想的な朝食は、炭水化物、たんぱく質、そして脂質、いわゆる3大栄養素（エネルギー産生栄養素）を取り入れた食事です。

炭水化物、特に糖質が多い食品は、ご存じのとおり、ごはんやパン、麺類などで、主食としての役割を果たすものです。

たんぱく質が多い食品は、肉、魚、卵、大豆・大豆製品、乳製品・牛乳があります。

また、時間栄養学の研究により、インスリンが、直接肝臓などの末梢時計を動かすこと、その動きを高めるのは、EPA（エイコサペンタエン酸）やDHA（ドコサヘキサエン酸）などのn－3系脂肪酸のインクレチン分泌促進であることが明らかになりました。

EPAやDHAが多い食品には、マグロ、サンマ、ブリ、さばなどいわゆる青背魚

13 https://www.chugaiigaku.jp/upfile/browse/browse1215.pdf

があります。

そのほか、末梢時計を動かす作用があるとされる栄養素は、緑色の濃い野菜や海藻、緑茶、納豆などに多いビタミンK、野菜や果物、海藻、きのこ、大麦などに多い水溶性食物繊維があります。

末梢時計をサポートする食事は、パンだけ、ごはんだけなど単体の食品で摂るよりも、いろいろな食品を組み合わせて、たんぱく質や脂質、ビタミンK、水溶性食物繊維などが摂れるように多様性をもたせることです。[14]

つまり、**食事は、主食、主菜、副菜の組み合わせにするといい**のです。たとえば、**「ごはんと焼き魚、ほうれんそうのお浸し、具沢山の味噌汁」は、時間栄養学的におすすめの献立**です。

14『脂肪を落としたければ食べる時間を変えなさい』柴田重信著　講談社　p.96

朝のたんぱく質が睡眠の質を上げる

加齢とともに朝まで眠れず何度も夜中に目が覚めてしまったり、寝ても疲れがとれなかったりと睡眠の悩みを抱えている方は多いでしょう。質の良い睡眠は脳を若く、心の健康を保つために大変重要です。そして、その鍵を握るのが朝食でのたんぱく質摂取です。

朝食で良質のたんぱく質食品を摂ること（朝のたんぱく質）で、**セロトニンという神経伝達物質がつくられます。**セロトニンは別名「ハッピーホルモン」と呼ばれ、精神を安定させる働きがあり、朝のすっきりした目覚めを促し、自律神経を整える働きをします。

セロトニンの合成に欠かせないのが、体内で合成できない必須アミノ酸のひとつ、**トリプトファンです。肉、魚、卵、大豆・大豆製品、乳製品・牛乳に多く含まれています。**

そして**セロトニンを原料として「睡眠ホルモン」と呼ばれるメラトニンが生成されます。**

メラトニンの分泌量は睡眠の質を大きく左右します。そして、これにも体内時計が関わっているのです。

体内時計が朝にリセットされ、メラトニンが減ることで、すっきり目覚められます。メラトニンは、目の網膜からの光刺激により、分泌が抑制されます。そして、メラトニンは朝の光を浴びてから14～16時間後に血中濃度が増大していきます。夜になりメラトニンが増えると、自然に眠くなります。つまり、朝の時間帯に分泌を抑制させ、夜に分泌を促進させることが睡眠の質を上げることにつながります。

質の良い睡眠を得るには、メラトニンの分泌量を司る体内時計のリズムを乱さないことが大切です。

また、**眠りの質は、夜の悪習慣で低下することもあります。**その悪習慣とは、就寝前にパソコンを見る、寝床でもスマホでSNSを見続けるなど、強い光を浴びることです。夜は本来なら、夕食や団らんでリラックスモード（副交感神経が優位）になるべきところ、強い光は脳を覚醒モード（交感神経が優位）にさせて体内時計のリズムを乱してしまいます。

睡眠の質が良くないと、すっきり起きられず、おまけに食欲もわかず朝食を抜いてしまうことにもなりかねません。朝食を抜けば、体内時計はリセットされない、メラトニンの原料となるたんぱく質が摂れない、メラトニン分泌が正常におこなわれない……というような負のスパイラルに陥ります。

なお、満腹状態で眠るのもよくありません。「満腹ホルモン」であるレプチンが分泌され胃腸が消化をはじめ眠りが浅くなるからです。夕食は、就寝の3時間前に済ませましょう。また、アルコールは寝付きをよくしますが、夜中に目が覚めてしまい睡眠の質を低下させ、逆効果となりますので注意してください。

繰り返しますが、朝の時間帯は、光の刺激と適切なたんぱく質摂取で体内時計をリセットし、メラトニン分泌を抑制し、夜のメラトニン分泌を本来のリズムで作用させることが、睡眠の質を上げます。

睡眠の質を上げるために、食事も眠りもダブルで質を上げていきましょう。

Part 2

老けない身体でいるために気をつけること

朝食は〝幸せ度〟を上げて老化を予防する

朝食を食べないと、昼食までの間、お腹がすいてイライラしたり、疲れを感じたり、集中力が続かなかったりと、仕事や勉強、家事のパフォーマンスが下がることが多いと思います。近年の研究により、朝食を摂ることが心の健康にとても良い影響を与えることが判明しました[15]。

東北大学の村田裕之特任教授は２０２３年の日本抗加齢医学会総会で、牛丼チェーン「吉野家」と共同で、20〜60代の働く人１０００人を対象に「朝食習慣と幸せ度・ライフスタイルに関する調査」をおこなった結果を報告しています。

「朝食頻度が高いほど〝幸せ度〟が高く、〝幸せ度〟が高いほど生活面で〝ポジティブな意識〟が強い」という傾向が明らかになったとしています。朝食を毎日食べる人は、そうでない人に比べて、午前中のやる気が大きい、そして、栄養バランスのとれた朝食を毎日摂っている人は〝幸せ度〟や生活の満足度が高いことがわかったのです。

15　https://www.yoshinoya.com/wp-content/uploads/2023/01/27183719/NEWS0130_02.pdf

午前中にやる気が大きい理由は、次のように考えられています。情報処理を司る脳の神経細胞はブドウ糖をエネルギー源としています。常に働いているため、エネルギー源のブドウ糖を休むことなく供給しなければなりません。

ところが、朝食を抜くとブドウ糖の供給が滞ってしまいます。こうなると、脳はエネルギー不足の状態に陥り、イライラ感や集中力の低下、疲労感を招いてしまいます。

つまり、朝食を摂り、常に脳へエネルギー補給できていると、物事に積極的に取り組む気持ちが強くなり、パフォーマンスが上がるというわけです。

また、栄養バランスのとれた朝食と〝幸せ度〟や生活の満足度との関係については、**「食事の多様性」**に理由があると考えられています。

栄養バランスのとれた食事は、いろいろな食品から構成され多様性があり、身体が必要な様々な栄養素が摂れます。実は脳に必要なブドウ糖は、単独で働くことができません。ブドウ糖がエネルギーに代謝されるとき、ビタミンB_1、ビタミンB_2、ナイアシン、葉酸などほかの栄養素が必要です。

多様性のある食事は、栄養状態を良好にし、脳を活性化させパフォーマンスを上げます。その活性化した脳が幸福感や満足感を生み出しています。

近年、ウェル・ビーイング（Well-being）という言葉をよく耳にするようになりました。皆さんも、どこかで聞いたことがあるのではないでしょうか。Well-beingは、Well-being is a positive state experienced by individuals and societies. の略で、厚生労働省では、個人の権利や自己実現が保障され、身体的、精神的、社会的に良好な状態であるとしています。[16]

毎日の栄養バランスのとれた朝食は、ウェル・ビーイングの維持や向上に有益であり、心身ともに健康な状態はアンチエイジングにも有用です。

身体は、自分の食べたものでつくられています。幸福感や満足感は、自分の脳が感じています。私は、正しい朝食習慣が、豊かな人生を送るうえでの大切なツールと考えています。

16 雇用政策研究会報告書概要
https://www.mhlw.go.jp/content/11601000/000532354.pdf

胃もたれ、便秘は消化・吸収能力が落ちてきたサイン

中高年の友人らと食事をすると、「若い頃は平気で食べていた揚げ物で胃もたれや胸焼けするようになった」「さっぱりしたものを好むようになった」、なかには、「便秘やガスが溜まる症状から消化器系疾患が見つかり加療中」……というような嗜好の変化や健康状態に関する話題が中心になります。

残念ながら、加齢とともに内臓の機能は衰えていくという悲しい現実があります。消化・吸収能力の低下や防御能力の衰えがあると、胃もたれ、胸焼け、便秘などの症状を引き起こす場合があります。

消化管の加齢による機能変化をみていきましょう。

食事を摂ると、食道、胃、小腸、大腸では蠕動運動といって、食べたものを先へと

送り出す運動が始まりますが、この**蠕動運動は加齢とともに低下します。**胃の運動低下があると、食べたものが胃の中に停滞するなどして胃もたれを生じさせます。大腸で起きれば便秘を起こしやすくします。

さらに、**中高年の方に多い動脈硬化が起きると蠕動運動の低下にさらに大きな影響を与えます。**

また、食道付近の筋力も低下します。筋肉が緩み出すと、胃に送り込まれた食べたものが停滞して、胃酸の逆流が起こり、胸焼けを生じさせます。胃は、加齢によって粘膜の萎縮が起こり胃酸分泌が低下し、消化・吸収能力が弱まります。ほかにも胃の弾力性が低下し一度に沢山の食べものを溜めておくことができなくなります。[17] また、胃粘膜の防御能力も低下します。

小腸では、加齢とともに粘膜の細胞機能や血流の低下が起こるため、消化・吸収能力が衰え、代謝にも影響を与えます。[18] また、過食などで食べたものが正常に消化されないと腸内環境が乱れ、異常発酵が起こり腸管内に毒素が発生し、食物の消化吸収が

17　健康長寿ネット「消化器の老化」https://www.tyojyu.or.jp/net/kenkou-tyoju/koureisha-shokuji/taberu-nouryoku.html（2019.2.1）
18　『抗加齢医学入門第3版』米井喜一著　慶應義塾大学出版会　p.216 ～ 217

抑制されます。[19]

ある報告によれば、胃に送り込まれた食べものが十二指腸に移動して胃が空になるまでの時間が、成人では約4時間半ですが、70歳以上になると6～16時間かかるとしています。[20]

このような消化・吸収能力の低下にどう対処していけばよいのでしょうか。

それは、ゆっくりよく噛んで食べることです。まず咀嚼《そしゃく》に注意をはらいましょう。咀嚼をしっかりおこなうことは唾液の分泌を促進し、消化吸収を助けます。逆によく噛まないと胃腸に負担がかかり消化不良を起こします。また、唾液の抗菌能力が低下すると歯周病菌が繁殖しやすくなり、腸内環境にも悪影響を及ぼします。[21] 日頃から口腔ケアをしっかりおこない、歯を大切にし、咀嚼機能を維持することは消化・吸収能力に大きく貢献します。

ほかに、消化吸収を助ける方法として、**食事の終了時間**も大事なポイントです。夕食を食べる時間が、9時、10時と遅くなるという方もいるでしょう。遅い時間は、

19　『抗加齢医学入門第3版』米井喜一著　慶應義塾大学出版会　p.217、221
20　『抗加齢医学入門　第3版』米井喜一著　慶應義塾大学出版会　p.218
21　『抗加齢医学入門第3版』米井喜一著　慶應義塾大学出版会　p.221

消化・吸収能力が低下しているため、食事をすると内臓への負担が大きくなります。夕食が遅くなる場合は、消化吸収のよいものを選んで内臓の負担を軽くすることです。[22]

消化・吸収能力の低下を実感している中高年の方は、夕食は暴飲暴食を避けて、**ゆっくりよく噛んで食べてください。**食事はできれば**就寝の3時間前に済ませることです。**

最後に、注意していただきたいことがあります。

ここに挙げた内容は、あくまでも加齢による機能変化です。

胸焼けは逆流性食道炎の可能性がありますし、便秘と下痢を繰り返し膨満感等の症状があれば大腸がんの可能性もあります。症状のある方は加齢のせいと自己判断せず医療機関の受診を強くおすすめします。

22　NHK きょうの健康　食欲の秋「食」で元気に！「“いつ”食べるかで整えよう」
https://www.nhk.jp/p/kyonokenko/ts/83KL2X1J32/episode/te/56VPWWW841/#article
（2022.10.17）

バランスのよい食事で肝機能を維持する

肝臓は、栄養素の代謝や貯蔵、胆汁の合成や分泌、有害物の解毒や分解など、身体機能を維持するための重要な働きをしています。そして、**エネルギー源としてアミノ酸を利用しています。**

肝臓は「沈黙の臓器」と呼ばれるように、症状が現れにくいのが特徴で、知らない間に病気の症状が進行している場合があります。肝機能の低下は、好ましくない食生活が誘因になることがあるため、日頃の食事に気をつけることが大切です。

肝臓は2500億個もの細胞で構成されていますが、再生能力に優れており、手術などで一部を切除しても元に戻る力があります。

そんな頼もしい肝臓の力ですが、エネルギーの摂り過ぎ、食物繊維不足、アルコールの過剰摂取など暴飲暴食で不適切な食生活をしていると、肝臓の許容範囲を超えてしまうことがあります。

たとえば、脂肪肝（脂肪性肝疾患）になるリスクが高くなります。脂肪肝は、肝細胞に脂質（中性脂肪）が異常に多く沈着して蓄積し、肝障害をきたした状態を言います。**脂肪肝は肝臓の最初の不具合のサイン**で、肝炎、肝硬変、肝がんへと進行することがある侮れない疾患です。[23] アルコールの摂り過ぎはもちろんのこと、アルコールを摂らなくても、甘いものが好きな方は注意が必要です。余計に摂り過ぎた糖質は肝臓で中性脂肪に変化し、肝臓内に蓄積し脂肪肝の原因になるからです。

また、暴飲暴食は動脈硬化の原因にもなります。食事をしたあと、小腸で吸収された栄養は、肝臓に運ばれて代謝されます。小腸は加齢とともに蠕動運動の低下や粘膜機能や血流が衰えるため、吸収能力が下がり、動脈硬化によって機能の一部に障害があると、肝臓でのエネルギー代謝が支障をきたします。[24]

肝臓をいたわる正しい食生活は、以下のとおりです。

1日の**規則正しい時間に3食（朝食、昼食、夕食）摂ること。食事内容は、主食、主菜、副菜をそろえ、糖質や脂質、食塩、アルコールを摂り過ぎないこと。腹七〜八分目を心がけることです。**日頃から食べ過ぎ、飲み過ぎに気をつけて栄養バランスのとれた食生活を心がけましょう。

23　『自力でみるみる改善！脂肪肝』栗原毅著　河出書房新社　p.12 〜 21
24　『抗加齢医学入門　第3版』米井喜一著　慶應義塾大学出版会　p.217

ホルモンバランスの変化とうまくつき合うために

ホルモンの種類は、１００以上あり、臓器や器官の働きを状況に応じて調節する役割を担っています。ちなみに、ホルモンはギリシャ語の「刺激する」が由来です。

ホルモンのなかには、体内時計のリズムにより分泌量が1日のなかで変化しているものがあります。

そのひとつ、副腎皮質ホルモン「コルチゾール」は、糖質、脂質、たんぱく質の代謝などに関わっていますが、朝に分泌のピークを迎え、午後に弱くなります。[25]

ナトリウムを保持し、カリウムを排出する働きをする副腎皮質ホルモン「アルドステロン」も、朝に分泌量が多く、夕方になると少なくなります。

私は、この特徴を考慮して減塩の栄養指導をするときに、アルドステロンの分泌リズムを紹介し、**朝食や昼食の味付けは薄味とし、夕食は味付けを少し濃くするなど味**

25　『不調を食生活で見直すための からだ大全』池上文雄他監修　NHK出版 p.269

にメリハリをつけることをおすすめしています。

また、1日の分泌リズムの影響ではなく、加齢が関与するホルモンもあります。それには、エストロゲン（女性ホルモン）、テストステロン（男性ホルモン）、成長ホルモン[26]などがあります。

「女性ホルモン」は、女性の心身の健康に大きな影響を与えます。女性ホルモンのひとつ、エストロゲンは、骨や筋肉、皮膚、脂質代謝などの健康維持に関わっています。閉経後、分泌量が低下すると、脂質の代謝が低下し、コレステロールが溜まりやすくなります。それと並行して、加齢により基礎代謝量が低下すると、さらに脂質の利用が減り、コレステロールを蓄積しやすくなります。

更年期以降に、LDLコレステロール（悪玉コレステロール）や、中性脂肪といった血液検査でみる数値が上昇している方が少なくありません。ある報告では、LDLコレステロールは閉経前より約20%高くなり、60歳頃には女性の平均値は男性を上回るとしています。[27]

26　MSDマニュアル家庭版　疾患「内分泌系への加齢の影響」
https://www.msdmanuals.com/ja-jp/home/12- ホルモンと代謝の病気 / 内分泌系の生物学 / 内分泌系への加齢の影響
27　KOMPAS 脂質異常症
https://kompas.hosp.keio.ac.jp/sp/contents/000046.html（2024.6.30）

「男性ホルモン」は、生殖機能や骨、筋肉をつくるのに関わっているホルモンです。男性の更年期とされる40～60代にかかると減少してきます。性欲や体力、筋力の低下が現れ、内臓脂肪が蓄積されやすくなり、メタボリックシンドロームのリスクも高まってしまいます。

糖質や脂質の摂り過ぎに気をつけて栄養バランスの整った食事を心がけましょう。

「成長ホルモン」は、筋肉の合成や骨の成長、健康な肌づくりを助ける働きをしたり、若さを保ちます。

しかし、残念なことに30歳を超えるあたりから分泌量が低下し、10年で13%も低下すると考えられています。[28]

そのため、質の良い睡眠を心がけるなど分泌を促す努力が必要となります。

成長ホルモンは、スポーツをしたあとや睡眠中に分泌されます。睡眠後約30分でノンレム睡眠（深い眠り）に入ってから約3時間後に分泌がピークになると言われています。[29]

また、ストレスや遅い食事は快眠を妨げるので気をつけましょう。

28　『抗加齢医学入門　第3版』米井喜一著　慶應義塾大学出版会　p.104

更年期以降、ホルモンの減少が身体に及ぼす影響は、はかりしれないものがあります。

ホルモンは、アミノ酸を材料としているので、食事により十分なたんぱく質を身体へ取り入れることも重要です。

夜更かし、遅い夕食、朝食欠食、ストレスなどは、ホルモンの分泌リズム、ホルモンの合成を乱す原因となり、身体の様々な臓器や器官に悪い影響を与えます。

体内時計のリズムに合わせた生活、栄養バランスのとれた食事、質の良い睡眠、ストレス管理を心がけましょう。

29 『不調を食生活で見直すための からだ大全』池上文雄他監修 NHK出版 p.269

更年期、アフター更年期を迎えて筋肉の老化を避けるために

筋肉は400種類、600個以上で、骨の数の3倍あると言われています。[30]その筋肉には、**身体の活動を支えている「骨格筋」、心臓を動かす「心筋」、内臓などにある「平滑筋」の3種類**があります。骨格筋は骨格に沿ってついており、身体を動かすうえで重要な役割を果たしています。

骨格筋量や筋力が減ると、足腰が思うように動かなくなって外出回数が減り、家に閉じこもりがちになり、人に会うことが億劫になります。そして活動量が減るとお腹がすきにくくなり、その結果、食べる量が減ります。そうなるとエネルギー不足やたんぱく質不足に陥り、それが長く続けば、慢性的な栄養不足状態となり、サルコペニア（加齢による筋肉量の減少、筋力の低下）の発症や、日々の意欲が衰え、脳の老化までも進行させてしまいます。

中高年になってくると、**「そんなに食べていないのにやせない」**という声をよくき

30　『不調を食生活で見直すための からだ大全』池上文雄他監修　NHK出版 p.200

きます。私のところへ栄養指導を受けに来られた方から「若い頃は、何を食べても太らなかったのに、30代後半ぐらいからは水を飲んでも太ってしまうのはどうしてだろう」と質問を受けたことがありました。

念のため、水で体重が増えることはありません。これには**骨格筋量の減少が多いに関わっています。**筋肉におけるエネルギー消費量は、基礎代謝量（何もしていない状態で生命を維持するための必要最低限のエネルギー量）の約20％を占めています。[31] そのため、骨格筋量の減少は、基礎代謝量の減少につながり太りやすくなります。

また、別の方からは「太ってしまい、膝に負担がくるので運動どころか買い物に行くのも大変」「久しぶりに和式トイレを利用したら、立ち上がるのに苦労した」と筋力の低下を嘆く声もきかれます。

筋力の低下は次のような負のサイクルに入ることで起こる場合があります。更年期以降、女性ホルモンが減少すると、骨量が減少してきます。それは、体力や骨格筋量の減少、筋力の低下につながり、疲れを感じやすくなります。筋力の低下などで運動機能が衰えてくると、あまり歩けなくなり、骨への刺激が不足して、それが骨量の低下を招いて体力や骨格筋量が減少し、筋力が低下して……という具合です。

31 『不調を食生活で見直すための からだ大全』池上文雄他監修 NHK出版 p.203

筋肉は使わないと衰えます。骨への刺激が不足すると骨量も低下します。このような運動機能の低下は、消費エネルギー量の低下につながり、太りやすくしますし、買い物、調理などの生活能力に支障をきたします。

骨格筋量や筋力の低下の予防には、適切なたんぱく質摂取が大切です。

厚生労働省「日本人の食事摂取基準（2020年版）」によると、**1日のたんぱく質推奨量は、65歳以上の男性が60g、女性が50gです。**

1日3食として、**1食あたり20g以上のたんぱく質を摂る必要があります。**

また、骨格筋量の維持には、適量の糖質や脂質も必須です。ダイエットのために食事量を制限してエネルギー不足になることにも気をつけてください。

食事量を制限すると、たんぱく質の量も減らしてしまうことになります。たんぱく質は筋肉をつくる材料になるので、たんぱく質不足になると骨格筋量も減ってしまいます。たんぱく質の摂取量は、エネルギー量とのバランスも大切です。前述の「日本人の食事摂取基準（2020年版）」では、総エネルギー量の14～20％（50～64歳）、15～20％（65歳以上）を目標量としています。

ときどき、たんぱく質を摂るためにせっせと肉を食べる方がいますが、肉には脂質も多く含まれているため、食べ過ぎると脂質の過剰摂取につながるので注意してください。なお、身体では、たんぱく質が十分に間に合っている場合は、それ以上摂っても、体内では使われず尿素などに分解されて捨てられたり、ほかの目的（脂肪の合成など）に使われたりします。たんぱく質の摂取量は多くても少なくてもいけません。

最後に、ある報告を紹介します。「サルコペニアやフレイルの予防や進行を防ぐには、たんぱく質を摂取するだけでは難しく、それに加えて**運動することも大切である**」という指摘です。[32] フレイルは、加齢により心身が衰える状態のことで、健康な状態と要介護状態の中間の段階です。早い段階で対策を行えば元の健常な状態に戻ると考えられています。

筋肉づくりは、たんぱく質の過不足に留意した栄養バランスのとれた食事と、なによりも身体を動かすことが大切です。生活全体を見直していつまでも元気な身体を維持していきましょう。

32 Yoshida,S.ef al.Can Nutition Contribute to a Reduction in Sarcoperia ,Frailty,and Comorbidities in a Super Aged Society? *Nutrients* 15(13),2023 2991.

更年期、アフター更年期を迎えて骨の老化を避けるために

骨粗鬆症は閉経後の女性に多く、65歳以上の女性は1／2、80歳以上の男性は1／2、65歳以上の男女では1／3という報告があります。[33]

高齢化社会を迎えて、日本は1300万人以上の患者さんがいると言われています。[34]

骨粗鬆症になると、骨の内部がスカスカ状態になっているため、ちょっとしたことで骨折しやすくなります。大腿骨を骨折してしまうと、寝たきり、認知症のリスクが高まり、生活の質はぐんと下がります。

骨量は、女性が15～18歳頃、男性は20代前後に最大になります。そして新陳代謝を繰り返して、40代半ばまで骨量がほぼ保持されます。[35]

そして、加齢とともに腸管からのカルシウム吸収率が低下するため、骨量は減少していきます。

骨量（骨塩量）は、骨全体に含まれるミネラル量、骨密度は、骨の単位面積あたり

33　一般社団法人日本骨訴訟症学会「骨粗鬆症の予防と治療ガイドライン 2015」p.4
http://www.josteo.com/ja/guideline/doc/15_1.pdf（2024.7.1）
34　公益社団法人日本整形外科学会
https://www.joa.or.jp/media/comment/locomo_more.html（2024.7.1）
35　公益財団法人日本骨訴訟症財団「骨訴訟症とは？」（2024.7.1）
https://www.jpof.or.jp/osteoporosis/tabid249.html

の骨量のことを示しています。

女性は、更年期以降、女性ホルモン（エストロゲン）の急激な減少で、骨量や骨密度が低下し、骨粗鬆症になるリスクが高まります。

また、運動不足などで骨への刺激が少ないと身体の中でのカルシウム利用効率が悪くなることも原因とされています。

さらに、カルシウムやビタミンDの摂取不足や作用不足、食事摂取量の低下、極端な偏食、過度な日焼け対策など多数の原因があります。

骨は新陳代謝を繰り返し、古い骨から新しい骨へと生まれかわり、約3年で全身の骨が入れ替わるとされています。[36]

骨には、**骨を壊す細胞（破骨《はこつ》細胞）**と、**骨をつくる細胞（骨芽《こつが》細胞）の2種類**がありバランスをとりながら骨づくりをして、私たちの身体を支えてくれています。

育ち盛りのお子さんにみられるように、成長期は骨をつくる骨芽細胞の働きが優位のため、骨が成長します。

そして大人になり、なんらかの原因で骨を壊す破骨細胞の働きが優位になり骨量が

36　『不調を食生活で見直すための からだ大全』池上文雄他監修　NHK出版 p.194

減少した状態になると骨粗鬆症を発症します。

骨粗鬆症は、運動機能を低下させるだけではありません。あごまわりの骨量が減ると噛み合わせが悪くなり食べづらくなります。さらに、喉まわりの筋力低下も合わさると、食欲減退や誤嚥《ごえん》の原因になります。また、顔の骨がやせると、シワやたるみをつくります。

骨粗鬆症は、知らない間に進行していくので自覚するのが難しいです。そのため、日頃から食事や運動をするなどの生活習慣に気をつけて骨量や骨密度を低下させないようにすることが大切です。予防のためには極端な偏食を避け、食事から必要なエネルギー量を摂り、栄養バランスのとれた食事をゆっくりよく噛んで食べましょう。

1日3食をとおして食品から適量のカルシウムを摂取することも必要です。そして、カルシウムの吸収を助ける**ビタミンDやビタミンKも忘れずに摂りましょう。**ビタミンDは、太陽にあたることで体内でもつくられます。極端な日焼け対策、1日中家に閉じこもり日光にあたらない生活は控えてください。

カフェインやアルコール、たんぱく質、食塩、リン（食品添加物のリン酸化合物）の過剰摂取は、カルシウムの吸収を阻害するので気をつけましょう。
カルシウムは、わかさぎ、小魚、がんもどき、こまつな、牛乳、チーズ、木綿豆腐などに多く、ビタミンDは、白鮭、身欠きにしん、まがれい、いさき、ウナギ、まいたけ、きくらげなどに多く含まれています。ビタミンKは納豆のほか、モロヘイヤ、春菊、ほうれんそう、こまつななどの葉物野菜に多く含まれています。

食事とあわせて適度な運動も大事です。「健康日本21（第三次）」（厚生労働省、2024年4月スタート）では、目標値とする歩数を男女とも8000歩、高齢者は6000歩としています。現状では、男性7864歩、女性6685歩となっています。また、「健康づくりのための身体活動・運動ガイド2023」（厚生労働省）では、座りっぱなしの時間が長くならないようにすることや筋力トレーニングを週2〜3日おこなうことを推奨しています。

運動をして**骨に適度な刺激をすると、新しい骨をつくろうとする働きが活発になります**。ウォーキングや腕立て伏せ、スクワット、ジム通いなど可能な範囲で今よりも身体を動かすようにしましょう。

脳の老化予防には「食事の多様性」が大切。キーワードは「かきくけこ、やまにさち」®

厚生労働省では、認知症患者数は２０２５年に、７００万人（5人に1人）と予測していましたが、２０２４年の調査では４７２万人と２３０万人ほど少ないことがわかりました。これは、健康を意識した生活により認知機能低下が抑制されたと推察されています。

しかし、軽度認知症障害（ＭＣＩ）の患者数は増加しているので認知症患者数が今後、増える懸念もあるとしています。また、65歳以上の一人暮らしは男女とも増加傾向にあることから、認知機能を患う一人暮らしの高齢者の増加が懸念されています。

毎日の食事で何を食べるかは、脳の健康を維持していくうえでも非常に重要です。高齢になっても認知機能が維持できて、脳が萎縮せずに容積を保っている人は、いろいろな食品を食べていること、食事の内容が豊富で多様性があることが疫学研究で報告されています。国立長寿医療研究センターが20年以上おこなっている研究を紹介しましょう。[37]

日本人を対象として、食事に多様性があるグループと、そうではないグループに分けて調べたところ、**食事に多様性があると、認知機能の低下リスクが約4割も抑えられ、認知機能に関わる脳の海馬の萎縮も抑えられること**がわかったそうです。

さらに、3日間の食事調査では、多様性が最も低いグループのある男性の食事をみると、パンにコーヒー、緑茶にカレーライス、ビールに焼きそばというような単品メニューが多く、同じものばかり毎日食べていました。

その一方、多様性が最も高いグループのある女性は、肉や魚、野菜、大豆製品、海藻類、果物など、様々な食品を食べていました。

食事内容の多様性が高い人は、低い人に比べて、たんぱく質や脂質、ビタミン、ミネラルなど様々な栄養素の摂取量が多いことが示されたのです。

研究結果から、多様な栄養素を摂ることは、脳の機能維持に良い効果を及ぼしていることが示唆されています。あわせて、様々な食品を摂るために、献立を考えたり、

37 日経 Gooday「脳が老化しやすい人、しにくい人の食事はここが違う!」
https://gooday.nikkei.co.jp/atcl/report/23/010500003/011600004/?ST=m_food&i_cid=nbpgdy_sied_searchlist (2023.1.24)

買い物に行ったり、調理をしたりすることも脳の機能維持を助けることにつながっているのではないかとしています。

また、料理をする頻度が高かった人ほど長生きだったという海外の報告もあります。[38]

「料理する」という行為は、能動的な作業を含み、複雑な動作や頭脳を使うため、身体の健康維持に有益と考えられます。

この多様性のある食事と認知症リスク低減の関係は、九州大学の「久山町コホート」や東北大学の「大崎コホート」でも同様の結果が報告されています。

東京都健康長寿センター研究所でも、多様性のある食事をしている人ほど、たんぱく質、脂質、豆類、緑黄色野菜、果実類、卵類の摂取量が多く、さらに多様性が高い人ほど、フレイルリスクが低いことが報告されています。[39]

ここまでで認知機能やフレイルの予防に、多様性のある食事が貢献していることがわかりましたが、実際に、どんな食品を選んで食べていけばよいのだろうと、迷ってしまう方もいらっしゃるでしょう。一人で食事をしていると、どうしても適当な食事になってしまうという声もききます。これまで単品の食事が多かった方にとっては

38　Chen RC, et al. Cooking frequency may enchance survival in Taiwanese elderly.*Public Health Nur* 2012; 15:1142-9

39　「地域在住高齢者における食品摂取の多様性と食事摂取量およびフレイルとの関連」栄養学雑誌 Vol.77 No.1 19-28(2019)https://www.jstage.jst.go.jp/article/eiyogakuzashi/77/1/77_19/_pdf/-char/ja

ハードルが高いものです。

そこで、私がおすすめするのが、**「かきくけこ、やまにさち」®食事法**です。「かきくけこ、やまにさち」®食事法は、1日10品目を食べるだけで、炭水化物やたんぱく質、脂質、ビタミン、ミネラルをまんべんなく摂ることができます（次ページ参照）。

栄養素は単独行動ではなくお互いに協力して複合的に働いてパフォーマンスを上げています。様々な食品をそろえた多様性のある食事は、栄養バランスのとれた食事につながります。「かきくけこ、やまにさち」®を合言葉に、1日10品目を朝食、昼食、夕食に分けて食べることを心がけてください。

主食は「こ＝穀類・芋類」を利用したごはんやパン、麺類などの料理にします。

主菜は、「け＝鶏卵（卵）」「ま＝豆（大豆）・種実類」、「に＝肉」、「さ＝魚（魚介）」を使った料理にします。朝食、昼食、夕食に振り分け、同じ食品が繰り返されないようにします。例外として「ま＝豆（大豆）・種実類」の大豆製品は、朝食で納豆と卵焼き、夕食で焼き魚と豆腐入り味噌汁など、毎食、両方を摂っていただいてかまいません。

「かきくけこ、やまにさち」® 食事法

か	海藻類	副菜
き	きのこ類	副菜
く	果物類	副菜
け	鶏卵（卵）	主菜
こ	穀類・芋類	主食
や	野菜	副菜
ま	豆（大豆）・種実類	主菜
に	肉	主菜
さ	魚（魚介）	主菜
ち	チーズ（乳製品・牛乳）	副菜

副菜は、「か＝海藻類」、「き＝きのこ類」「く＝果物類」「や＝野菜」「ち＝チーズ（乳製品・牛乳）」を使います。「く＝果物類」「ち＝チーズ（乳製品・牛乳）」は間食で利用してもかまいません。

食品を、主食、主菜、副菜に振り分けていますが、味噌汁に豚肉を入れることもありますし、臨機応変に対応いただければと思います。

長い目でみると、どれだけ多様な食事をしてきたか、毎日の食事習慣が肝要であることが、様々な研究成果からわかります。

良質のたんぱく質はどう評価するのか？

ここまでたんぱく質摂取の重要性をお話ししてきましたが、ただたんぱく質を食品から摂ればいいというわけではありません。たんぱく質が、体内で効率良く利用されるためには、食品に含まれるたんぱく質の「質」を吟味することが肝要です。ある研究で、朝、昼、夕の食事の「質」を調査した結果、朝食でのたんぱく質の「質」が最も低いことが判明しました[40]。

たんぱく質の「質」をはかる指標として、**「アミノ酸スコア」**という数値化したものがあります。

たんぱく質は、**9種類の必須アミノ酸と11種類の非必須アミノ酸**で構成されています。

アミノ酸スコアは、食品に含まれるたんぱく質の各必須アミノ酸量を、基準値（アミノ酸評点パターン）と比較して評価したものです。

40　*Public Health Nutr* 2022;25:689-701

アミノ酸スコアが100もしくは100に近いものは、すべての必須アミノ酸をバランスよく含んでいるため、良質のたんぱく質食品と評価され、肉や魚、卵、大豆・大豆製品、乳製品・牛乳などがあります。

食事をするとき、**良質のたんぱく質食品をメインにした主菜にすれば必須アミノ酸のバランスが整い、たんぱく質の「質」が高くなります。**

植物性食品は、大豆・大豆製品を除いてアミノ酸スコアが低い傾向にあります。

炭水化物と言われる糖質の高い食品をみてみましょう。たんぱく質は含有されていますが、食パン51、中華麺（生）53と低いです。[41]

小麦などの穀類は、リジンという必須アミノ酸が基準よりも少ないため、スコアが100に近づきません。

そのため、足りない必須アミノ酸を補うための一番効率がよい方法は、良質のたんぱく質食品と組み合わせること。足りない必須アミノ酸が簡単に補えます。

次に、2つの献立（A、B）を比較してたんぱく質の「質」をみていきましょう。

どちらも、エネルギー量580kcal、たんぱく質量20・1gです。

41 MORINAGA かんたん、わかる！ プロテインの教科書「パンのタンパク質量を解説。栄養バランスの整え方も紹介」
https://www.morinaga.co.jp/protein/columns/detail/?id=264&category=beauty(2022.8.7)

Ａ：フランスパン１／２本（ピーナッツバター）、野菜サラダ（きゅうり、ミニトマト、胡麻ドレッシング）、豆乳入りコーヒー（豆乳１００㎖）

Ｂ：ごはん１５０ｇ、厚焼き卵（卵1個）、豆腐サラダ（豆腐80ｇ、ブロッコリー、マヨネーズ）、豚汁（豚肉25ｇ）

Ａは、すべて植物性食品から構成されており豆乳（アミノ酸スコア１００）も入っていますが、主菜がなく、小麦を主原料としたパンがメインのため、献立全体のアミノ酸スコアが76、たんぱく質の「質」が低めの食事となります。

その一方Ｂは、動物性食品と植物性食品からたんぱく質を同時にとるダブルたんぱくの構成で主菜（厚焼き卵）もあり、献立全体のアミノ酸スコアが１００、たんぱく質の「質」が高い食事となります。

食事は、良質のたんぱく質食品を主菜とすれば容易にアミノ酸バランスが整い、たんぱく質の「質」を高めることができます。

たんぱく質の代謝低下は免疫にも影響する

高齢になってくると、食事量が減ることでエネルギーやたんぱく質の摂取量が減少する傾向が見られます。そして、たんぱく質の代謝機能も低下していきます。これはたんぱく質の代謝に関与するホルモンの分泌低下が原因と考えられています。

さらに、たんぱく質の代謝低下は免疫細胞の働きにも影響を及ぼし、高齢者の感染症を起こす要因にもなっています。[42]

たんぱく質の主な働きは、3つあります。

①筋肉、皮膚、内臓など身体のパーツを構成する

②酵素やホルモン、ウイルスや細菌から身体を守る抗体の成分になる

③糖質や脂質と同じようにエネルギー源になる

42　『抗加齢医学入門　第3版』米井喜一著　慶應義塾大学出版会　p .217

あらゆる機能をもつたんぱく質は、飢餓時に対応できるように身体の中に貯蔵されています。最大の貯蔵庫の働きをしているのが筋肉です。そのため、たんぱく質やエネルギー摂取が不足すると、筋肉に貯蔵しているたんぱく質が分解されて使われるので、筋肉量は減少していきます。

筋肉量が減少して起こるのが、除脂肪体重（LBM：Lean Body Mass）の減少です。除脂肪体重とは、体重から脂肪組織の重量を引いたもので、筋肉や骨格、臓器、水分（体液）などの総重量を言います。

ここで、除脂肪体重が減ることで起きる変化をみていきましょう。

まず、筋肉量（骨格筋や心筋、平滑筋）の減少、血管内の水分維持をしているアルブミンなどの減少、リンパ球、白血球、抗体などの免疫システムの障害が起こります。次に、皮膚などのコラーゲン合成が低下し、傷が治りにくくなります。

さらに、肝臓、心臓、小腸、大腸などの機能障害などが起こります。除脂肪体重が健常時の70％を切ると、生命維持が困難になります。[43]

以上から、たんぱく質が生命維持に欠かせないとても大切な栄養素であることが理解できます。

43　『アンチ・エイジング医学』2020年6月号（Vol.16 No.3）メディカルレビュー社 p.22〜26

最後に、たんぱく質の摂取に関して気をつけてほしいことがあります。

20種類のアミノ酸で構成されているたんぱく質ですが、そのうち**9種類の必須アミノ酸は体内で合成できず食事から摂る必要があります。**残りの11種類の非必須アミノ酸は、体内で糖質、脂質からも合成できます。

しかし、食事からの摂取が不十分な場合、必須アミノ酸の一部が非必須アミノ酸の合成に回されてしまいます。そのため必須アミノ酸も非必須アミノ酸も不足しないように食事から十分なたんぱく質を摂るべきなのです。

たんぱく質は、身体全体に関わる栄養素です。組織をつくる原料だけでなく、身体の機能もコントロールしており、不足するとあらゆる不調が起こります。

エネルギー量をしっかり確保した食事をして、たんぱく質のもつパフォーマンスを向上させていきましょう。

効率よく栄養摂取する調理法のポイント

年齢とともに、噛む力や飲み込む力、胃腸の消化・吸収能力が低下していきます。若い頃と同じ調理法では食べにくく消化に時間がかかる場合も。下準備や調理の工夫があると、食べやすくなり消化を助けることができます。

まず、**肉は下処理にひと手間かけること**が肝要です。肉は、包丁で筋を取り除き、繊維があるときは断ち切ります。また、麺棒などで筋をたたいてつぶすのもおすすめです。大きな肉は、包丁で切る前に、片栗粉をまぶして、ラップを肉の上にのせて麺棒などで繊維をつぶすと、やわらかな仕上がりになります。

ひき肉料理は加熱すると硬くなりがちですが、すりおろした長芋を加えると火が通ってもやわらかさが残ります。長芋のほかに、豆腐、大根おろし、すりおろしたレンコンなどもつなぎとして利用するといいでしょう。

時間に余裕があれば、調理前に、たんぱく質分解酵素が含まれる食品にひき肉を漬け込んでおくとやわらかな仕上がりになります。たとえば、すりおろした玉ねぎや生姜、キウイフルーツ、りんご、パイナップル、みじん切りにしたマイタケ、酒、味噌、はちみつ、ヨーグルトなどがおすすめです。

また、味噌とヨーグルト、はちみつと生姜など2種類を組み合わせるとおいしさもアップします。

さらに、**ブライン液に2時間程度漬ける方法**もあります。

ブライン液とは、水に塩と砂糖を混ぜたもので、食品を漬け込んでおくとやわらかくなります。水に対して5％濃度の塩と砂糖でつくります。たとえば、水1カップ（200㎖）に塩10gと砂糖10gという割合です。


野菜のなかでも、ごぼうやにんじんなどの根菜類は切り方や調理法を工夫すると食べやすくなります。切るときは、縦方向に入っている繊維に垂直に切るとやわらかい仕上がりになります。

また、硬い野菜をやわらかくするには、電子レンジの下加熱がおすすめ。栄養素の損失も少なく短時間ですみます。にんじんは、同じ大きさに切りそろえ、重ならないように並べ、少量の水を加え、ふんわりとラップして約2～3分加熱します。それを、煮物、炒め物など料理の材料として使いましょう。

かぼちゃなどの特に硬い野菜はラップして、電子レンジで加熱すると切りやすくなります。大きさによりますが、１／４の大きさのままラップに包んで、約２分加熱したあと、冷まして使います。

料理は、とろみをつけた、あんかけにすると表面がやわらかくなり食べやすくなります。麺類、炒め物、揚げ物などにおすすめです。

最後に、ゆっくり時間をかけてよく噛んで食べることを忘れずに。消化吸収を助けます。

朝食を食べられないときはどうする？

朝食を食べていない方の理由は、「朝は食欲がわかない」「つくる時間がない」「何をつくればいいかわからない」など様々です。

朝食が身体にとっていかに大切であるかが頭でわかっていても、これまでずっと朝食を食べてこなかった人がバランスのよい朝食を用意することはハードルが高いものです。

そこでまずは、**朝食のための調理時間や食べる時間をつくりましょう。**仕事のある平日が無理なら、休日だけでも朝の時間に食べものを口にしてみてください。

つくる時間がない、食欲がわかない場合は、夜の生活スタイルを見直してみましょう。前日の夕食が遅かったり夜食を食べ過ぎたりしていませんか。その習慣を改めて、朝食の時間が確保できるように起床しましょう。そしてヨーグルトや牛乳、豆乳など一品でいいので口にしてみることです。前日にスーパーやコンビニで買って準備しておけばすぐに食べられます。

そして、だんだんと朝食を摂ることに抵抗がなくなってきたら、シリアルと牛乳あるいは豆乳、おにぎりと味噌汁というように品数を増やしていきます。**最終目標は、主食、主菜、副菜をそろえて食べられるようになること**です。

自分の食べやすいものを用意することが、長続きのコツ。できるところから改善して習慣化していきましょう。

なお、「サプリメントや栄養補助食品で済ませてはダメなのか？」と思われる方もいるかもしれません。これらはあくまでも補助的な役割なので、食事とは言えません。それらの製品にも、「食生活は、主食、主菜、副菜を基本に、食事のバランスを」と記載されています。

補足情報となりますが、朝食を食べることは、**便秘改善**にもつながります。

胃・結腸反射といって、胃に食べ物が入ることで胃腸の蠕動運動がはじまり、排便しやすい状態になります。朝食は快適な朝をもたらし、1日を充実したものにします。豊かな人生を送る一助となります。ぜひ朝食習慣をつくりましょう。

食べる量が減ってきたらどうする？

食事を摂ろうと思っても箸がすすまない、以前に比べて食べられない、など食欲に関する悩みは高齢になるにつれて増えていきます。

食欲不振の原因は、疾患によるものと原因がはっきりしないものがあります。後者の場合は、口腔機能や胃腸機能の低下、ストレスによる自律神経の乱れなどで起こることがあります。

食欲不振を放置したままでいると、低栄養状態になり体重減少やサルコペニアの進行などにより骨折や転倒、認知症になる恐れがあります。

食欲不振は、加齢のせいと自己判断することは禁物です。医師に相談することをおすすめします。

ときどき、「年齢とともに食事量は減らすものだ」と言う方がいらっしゃいます。

これは、はっきり申し上げて間違った考えです。

厚生労働省による日本人の食事摂取基準での摂取すべきエネルギー量や栄養素量は、年齢による差はほとんどありません。むしろ、**どの世代の方も、おおいに食事を楽しんでいただきたいと思います。**

食事量が減り続けると、体重が減り、体力や免疫力、筋肉や骨密度が低下し、誤嚥や認知症のリスクが上がります。

そんな数々のリスクを回避するために、**体重の管理を日頃からしてほしい**のです。皆さんが、最後に体重計測したのはいつでしょうか。

毎日、決まった時間に体重計にのりましょう。体重の変化をみることで自分の健康状態を確認できるからです。

もし、体重が減少するようであれば、食事量の問題や何かしらの疾患が隠れているかもしれません。自己判断せず医療機関を受診してください。

食欲がないときは、料理をするのも面倒に感じます。そんなときは、インスタント食品やレトルト食品、お惣菜、出来合いのお弁当などを利用するのも手間が省けていいでしょう。気分転換に、友人を誘って食事をしたり、大好きな料理が食べられるお店へ行ったり、デパ地下を覗いてみたりすることもおすすめです。食べたいものが見つかり、食欲がわくきっかけになるかもしれません。

また、食事が一度に食べられない場合は、残りを間食として時間をおいてから食べるのもいいです。1回あたりの食事量が多い場合は、2回に分けるなど食事回数を増やすのも一案です。1日3食ではなく5食でもかまいません。

間食で栄養補給するのもおすすめです。ヨーグルト、牛乳、豆乳に、スキムミルクやきな粉を入れると栄養がアップします。

また、たんぱく質が多いアイスクリーム、プリン、カステラ、パウンドケーキ、シュークリーム、牛乳プリンなどもいいでしょう。

70代後半以上の食が細くてやせ気味な方は、栄養補助食品を利用するのもいいでしょう。栄養補助食品は、文字通り栄養素を補助することを目的とした食品で、1日に必要な栄養素を食事だけで摂ることができない場合に利用します。たんぱく質、脂質、糖質、ビタミン、ミネラルなどが補給できます。

　ドラッグストアなどで、飲料タイプやゼリータイプのものが売られています。

　また、食の細い方は油脂を上手に利用してください。脂質は1gあたり9kcalとエネルギー量が多いため、少量でエネルギーを補給できるからです。特にMCTオイルはエネルギー補給におすすめです（156ページ参照）。消化吸収のスピードがほかの植物油よりも速いため効率的にエネルギー補給ができ、パワー不足の身体をサポートします。ただし大量に摂ると下痢を起こす場合もあるので、用法容量を守り適量の摂取を心がけてください。

　身体機能を維持するために、毎日の食事から栄養補給をおこない元気ではつらつとした日々を過ごしていきましょう。

栄養状態の指標「アルブミン」にも体内時計が関わっている

血液検査の結果表でよくみる「アルブミン」という項目。これは、かつて栄養状態の指標として使われていましたが、脱水や炎症、肝機能の低下などの影響を受けやすいため、今は単独では低栄養の判定に使わなくなっています。[44]

アルブミンは、100種類以上あると言われる血液中のたんぱく質のなかで、最も多い量を占めており、半減期（血中濃度が半分になるまでの時間）が14〜21日と長いことから、栄養状態の指標とされていました。

アルブミンは、たんぱく質を原料に肝臓でつくられ、様々な働きをします。

まず、血管内の水分調節や物質の運搬の役目があります。

低栄養状態になり、血液中のアルブミン濃度が低下すると、血管内の水分を維持できなくなり、むくみ（浮腫）などの原因になります。

44　『高齢者を低栄養にしない20のアプローチ：「MNA®(簡易栄養状態評価表)」で早期発見』吉田 貞夫編著　メディカ出版　p.62

また、アルブミンは、カルシウムや亜鉛などのミネラル、脂肪酸、酵素、ホルモン、ビタミン類を必要なところへ運搬しています。

アルブミンは、抗酸化物質としても働き、動脈硬化の原因となる酸化したコレステロールと結びついて無害化します。また、酸化しやすい多価不飽和脂肪酸と結合して酸化を防いだり、鉄や銅と結合して病気の原因をつくる活性酸素の発生を防ぐ働きをしています[45]。

ここに、アルブミンが寿命と関係している研究データがあります。血中のアルブミン値が高い人と低い人で8年間の生存率を調査したところ[46]、**アルブミン値が低い人ほど生存率が低くなり、認知症の発症リスクは高くなるという結果でした。**

肝臓でのアルブミン合成には、実は体内時計が関与していることがわかっています。体内時計が乱れると、アルブミンの合成に影響を与える可能性があります。

そのため、アルブミンのパフォーマンス向上にも光の刺激と食事刺激＝朝食が重要です。朝食を食べて、体内の環境を整えて健康な身体を維持していきましょう。

45　The antioxidant properties of serum albumin.,doi.org/10.1016/j.febslet.2008.04.057
46　東京都健康長寿医療センター研究所「食生活に要注意　―高齢者の低栄養はキケン―」https://www.tmghig.jp/research/topics/201502-3403/

肥満やビタミンD不足でもサルコペニアやフレイルに……

時間栄養学では、代謝やホルモン分泌が私たちの身体にある体内時計の影響を受けており、体内時計のリズムにもとづき食事のタイミングを配慮すれば、摂取した栄養素が効率よく利用されると考えています。

そして、時間栄養学の研究成果をもとに、血糖値のコントロールや心疾患の予防などあらゆる分野で研究が進められています。

血糖値を下げるインスリンの分泌リズムは、体内時計によってコントロールされています。

インスリンは、糖質の代謝だけではなく、たんぱく質や脂質の代謝にも関わり、骨格筋のたんぱく質合成を促進、分解を抑制します。

インスリンは朝に分泌機能が高く、夕方に低いため、同じ食事内容であっても、朝

よりも夕方のほうがインスリンの働きが弱く、食後の血糖値が上がりやすくなります。[47]食後の高血糖状態が続くと、動脈硬化や糖尿病発症、肥満のリスクが高まります。

高齢者で2型糖尿病や脂質異常症で動脈硬化がある方は、フレイルを発症しやすいことがわかっています。

疾患がある方は、医療機関で継続的に持病をコントロールして、体重や血糖値、LDLコレステロール値を適切な範囲に維持することでフレイルを予防できます。

食事に関する**血糖値のコントロールでポイントになるのが、規則正しい時間に食事をすること。さらに言えば、食事と食事の間を7時間以上空けないことです。**長い空腹時間からの食事は、食後高血糖になりやすいのです。

そして遅い時間の夕食は太りやすくなるもとです。夕食の時間帯が遅くなるほど、体内時計の働きで食べたものが脂肪に変わりやすくなり、肥満のリスクが上がります。

夕食が遅くなりそうなときは、夕食の主食にあたるごはんなどを間食として早めに食べることをおすすめします。これはセカンドミール効果（次の食事の血糖値が上がりにくくなる効果）をもたらし、血糖値の急上昇を防ぎます。その際に食物繊維を一緒に摂

47　「臨床栄養」臨時増刊号142巻6号「脳腸相関 UPDATE」 医歯薬出版株式会社　p.1019

取するとさらにその効果が高まります。[47]

肥満で骨格筋量が少ない人は、サルコペニアのリスクを上げます。サルコペニアは、低栄養だけでなく、過体重や肥満でも発症します。**「サルコペニア肥満」**というもので、肥満とサルコペニアが合併した状態です。

体脂肪や体重が増加しているところに、骨格筋量が減少しているため、歩行時の負担が重く、さらに身体のバランスもとりにくいため、転倒や骨折のリスクが上昇してしまいます。サルコペニア肥満は、フレイルの危険性も潜んでいます。

また肥満は、**「インスリン抵抗性（インスリンの働きが発揮できない状態）」**を引き起こし生活習慣病の原因になるので、適正体重になるように体重管理をすることが必要です。体重管理をするには、体重を計測することのほかに、適正なエネルギー量を知り、食事量を調整することも大切です。

1日の適正エネルギー摂取量は、次のように目標体重とエネルギー係数から算出できます。

【1日の適正エネルギー摂取量】

目標体重（kg）×エネルギー係数（kcal／kg）

【目標体重】

身長（m）×身長（m）×22（65歳未満）

身長（m）×身長（m）×22〜25（65歳以上）

【エネルギー係数】（体重1kgあたり）

・軽い労作（大部分が座位の静的活動）：25〜30kcal／kg

・普通の労作（座位中心だが、通勤・家事、軽い運動を含む）：30〜35kcal／kg

・重い労作（力仕事、活発な運動習慣がある）：35kcal／kg〜[48]

実際の目標体重（目標ＢＭＩ：体重〈kg〉÷身長〈mの2乗〉で算出）には個人差があります。

特に高齢者の方は、年齢や疾患、筋力の低下や体重減少などの身体的状況、摂食状況などを考慮しながら個別に考える必要があります。

必ずしも標準体重（ＢＭＩ＝22）に合わせる必要はありません。体調がよかったときの体重や、過去に血糖コントロール状況がよかったときの体重などを参考にしながら

48　「糖尿病治療のエッセンス　2022版」日本糖尿病対策推進会議編
https://www.med.or.jp/dl-med/tounyoubyou/essence2022.pdf

設定していきます。

補足情報として、サルコペニアを進行させる要因には、ビタミンD不足が考えられています。残念なことに、高齢者はビタミンDの血中濃度が低下していることは広く知られています。[49]

ビタミンDは、魚や卵黄、一部のきのこに多く、ほかの食品ではゼロか微量しか含まれていないので、偏食があると不足する可能性があります。また、1日中、家に閉じこもりがちだと、ビタミンDの体内合成が低下します。

どうしても食事からビタミンDを含む食品が摂りにくい場合は、健康補助食品を利用するのもいいでしょう。間食や捕食で利用するのもおすすめです。

間食で摂る適切な食品や夕食時間の管理、持病の管理、体重管理などは、サルコペニアやフレイルを予防します。できるところからはじめていきましょう。

49 国立研究開発法人国立長寿医療研究センター「ビタミンDの骨格筋に対する新たな作用を発見―ビタミンD欠乏が骨格筋内の脂肪蓄積を促進する可能性―」 https://www.ncgg.go.jp/ri/news/20240327.html（2024.4.1）

Part 3

人生が変わる 朝のダブルたんぱく食事術

朝食は代謝のゴールデンタイム、ダブルたんぱくでメリット大！

朝食の時間帯は代謝がピークを迎えると説明しましたが、サルコペニアやフレイルを予防するうえで、朝に動物性食品と植物性食品をダブルで摂ること（ダブルたんぱく）は非常に理に叶っています。

両方摂ることで、お互いの強みを同時に得ることができます。

動物性食品は、必須アミノ酸、ヘム鉄や亜鉛、ビタミンB群が豊富です。

その一方、植物性食品は、食物繊維やオリゴ糖、カロテノイド、ポリフェノールが豊富です。足りない栄養素が補い合え、一挙両得な組み合わせです。

また、動物性食品由来のたんぱく質（乳たんぱく）と植物性食品由来のたんぱく質（大豆たんぱく）を一緒に摂取すると、**筋肉を構成するたんぱく質の合成率が高い状態で保たれ、代謝向上が期待できること**が近年の研究でわかってきました（16ページ参照）。

朝は、たんぱく質が不足している状態。栄養吸収率が良い時間帯なので、必要な栄養素を身体にしっかり吸収させる絶好のチャンスです。ダブルたんぱくを補給し、1日のはじまりに体内の環境を整えてあげましょう。

朝食は、たんぱく質の供給という大事な役目を果たしていますが、忘れてはいけないのは**栄養バランスを整えること**です。

栄養素は単独では働けず、様々な栄養素が相互に作用しあって私たちの身体をサポートしています。

さらに、時間栄養学でも朝食の栄養バランスを整えることは、重要な意味をもちます。

体内時計は、朝食を食べることが刺激となり動き出します。そのときにシグナル（合図）となるのがインスリンです。**インスリンの分泌量が増えることで肝臓などの抹消時計が動き出します。**

インスリン分泌には、糖質、脂質、たんぱく質のすべてが関与しています。

また、糖質や脂質、たんぱく質の代謝にはビタミンB群など様々な栄養素が働いています。

本章では、ダブルたんぱくの朝食を１１２ページから掲載しています。主食、主菜、副菜とバランスよく摂れる14日間の献立とダブルたんぱくを補給するためのつくりおきメニューです。

食事は単品メニューより、多様性があるほうが、健康にも良い効果が期待できるので、できるところから実践してください。

洋食でも和食でも〇K！ダブルたんぱくの定食がおすすめ

食事は、主食、主菜、副菜が組み合わされた定食スタイルがおすすめです。その理由は、組み合わせることで、様々な栄養素を簡単に摂れ、栄養バランスが整いやすくなるからです。しかも、品数が豊富になり見た目もよくなります。

栄養バランスの整った食事は、死亡リスクの低下と関係しているという研究報告も複数みられます。[50]

また、ダブルたんぱくは、栄養素のバリエーションが広がります。しかも、朝はたんぱく質の代謝がもっとも活発な時間です。

さらに、両方が組み合わさることで、うま味の相乗効果をもたらし味にコクを生み、美味しさがアップします。

動物性食品でアミノ酸バランスが整い、植物性食品の食物繊維やオリゴ糖で腸内環境も整い、ヘルシーさが増します。

50　農林水産省「『食育』ってどんないいことがあるの？」https://www.maff.go.jp/j/syokuiku/evidence/

そして、主食、主菜、副菜のそろった多様性のある献立は、腸内に生息する様々な腸内細菌の健全な環境づくりに有用です。

加えて、和食や洋食などを取り混ぜることで長期的にみた栄養素摂取量を平均的にすることが期待できます。

和食は、一般的に醤油や味噌などの調味料によるナトリウムの摂り過ぎが懸念されます。また、洋食は、脂質を摂り過ぎる傾向があります。それぞれ、一長一短がありますので、どちらもバランスよく摂ることは、過剰摂取のリスクを減らすためにも大事なことです。

ここまでお読みになって、「ちょっと大変……」と感じている方もいらっしゃると思います。一からすべて手づくりの必要はありません。冷凍食品やチルド食品、スーパーやコンビニのお惣菜でもかまいません。

まずは、**主食、主菜、副菜をそろえることから意識してみてください。**レシピを考えることは頭のトレーニングにもつながります。

今日から、洋食でも和食でもOKですので、朝のダブルたんぱく定食をはじめてみてください。

鉄分の吸収にも ダブルたんぱくが理想的

たんぱく質には、身体の機能を調整する役割がありますが、そのひとつに**「ヘモグロビン」**があります。血液中の赤血球に含まれているたんぱく質で、細胞に酸素を運搬する働きがあります。

ヘモグロビンの構成要素に鉄分があります。**鉄分は体内で合成できないため食事から摂る必要があり、体内の鉄分が不足すると、鉄欠乏性貧血や粘膜の炎症が起こります。**ヘモグロビン濃度は、栄養状態を判断する指標のひとつとして使われています。

鉄分は、64％がヘモグロビン鉄として赤血球に、29％がフェリチンやヘモシデリンなどの貯蔵鉄として肝臓や脾臓に、4％程度がミオグロビンとして筋肉に存在しています。[51]

貧血の予防や改善には、食事をしっかり食べて、エネルギー量を確保し、たんぱく

51　『改訂6版　臨床栄養ディクショナリー』伊藤 孝仁監修ほか　メディカ出版　p.371

質や鉄分を摂取することです。

鉄分には「ヘム鉄」と「非ヘム鉄」の2種類があります。

主に**動物性食品に含まれているものがヘム鉄。**レバーや牛肉、カツオ、マグロ、ぶり、マイワシなどに多く含まれます。例外として、卵や貝類には、非ヘム鉄が含まれています。

主に**植物性食品に含まれるのが非ヘム鉄です。**代表的な食品には、干しそば、生揚げ（厚揚げ）、大根（葉）、枝豆、こまつな、ほうれんそう、干しひじきなどがあります。**鉄分の吸収率はヘム鉄のほうが高く、10〜30%です。一方の非ヘム鉄の吸収率は1〜8%と低めです。**

特に非ヘム鉄のほうは吸収をアップさせる組み合わせがいくつかあるので紹介しましょう。

非ヘム鉄を含む食品は、ヘム鉄が含まれる肉や魚などの動物性食品と一緒に摂ることです。また、**たんぱく質やビタミンCと一緒に摂ること**で吸収率が上がります。ビタミンCを豊富に含む食品は、キウイフルーツや柿、オレンジ、イチゴ、赤パプリカ、ブロッコリーなどがあります。

日本人が摂る主な鉄分の摂取源は、植物性食品という報告があります。

動物性食品と植物性食品からたんぱく質を同時に摂るダブルたんぱくは、鉄分の吸収効率がとても良い組み合わせです。


鉄分の吸収を阻害するものに、フィチン酸やタンニンがあります。鉄欠乏性貧血の方は、これらを含む食品に配慮してください。

フィチン酸は、豆や未精製の穀類などに多く含まれるため、**主食は白いごはんが良く、玄米や麦、雑穀米は控えたほうがよいでしょう。**大豆製品では、ゆで大豆や枝豆に含まれるため、豆腐や納豆にしたほうが無難です。

タンニンが多い緑茶などは、食事中や食後1～2時間は控えてください。

食品の特徴とそれをサポートする栄養素

動物性食品と植物性食品の2種類からたんぱく質を同時に摂るダブルたんぱくが健康維持に良いことはお伝えしました。ここで両食品の特徴を解説しておきます。

まず、動物性食品の肉や魚、卵、乳製品・牛乳には次のような特徴があります。

①必須アミノ酸をバランスよく含む食品が多い

②吸収率の高いヘム鉄（赤身肉や魚の血合い）や亜鉛が多い

③ビタミンB群が豊富。特にビタミンB_{12}は動物性食品に多く含まれる

④ビタミンA（レチノール）が含まれる

⑤EPA、DHAが多い（魚油）

同様に、植物性食品の大豆・大豆製品の特徴は次のとおりです。

①マグネシウムやカルシウムが多い
②ポリフェノールやカロテノイド、ビタミンC（枝豆）が含まれる
③食物繊維やオリゴ糖が含まれる
④脂質の含有量が少ない
⑤リノール酸、オレイン酸が多い（大豆油）

ダブルたんぱくの食事は、足りない栄養素を補い合え、身体に不可欠な栄養素が整いやすくなります。

ここからは栄養素の話です。
第1に、たんぱく質の代謝をサポートする栄養素として「ビタミンB群」があります。

ビタミンB群にはB_1、B_2、ナイアシン、B_6、B_{12}、葉酸、パントテン酸、ビオチンの8種類があります。これらは、たんぱく質のほかに、炭水化物や脂質の代謝に欠かせない栄養素です。カツオ、マグロ、鮭などの魚や、豚肉をはじめとする肉などに豊富に含まれます。

次にビタミンB群とたんぱく質の関係をみていきましょう。

「ビタミンB_1」は、エネルギー代謝に関与し、たんぱく質で構成する身体組織の機能をサポートしています。

「ビタミンB_2」は、皮膚や毛髪などのたんぱく質合成に関与し、身体の成長をサポートする働きをもち、**発育のビタミン**とも言われています。

「ナイアシン」は、たんぱく質のエネルギー代謝に関わっています。体内で必須アミノ酸のトリプトファンからも生成されます。

「ビタミンB_6」は、食品のたんぱく質が身体のたんぱく質に合成されるのを助けます。また、**エネルギー代謝**にも関わっています。

「ビタミンB_{12}」は、ヘモグロビンの合成に関わり、葉酸と協力して赤血球をつくっています。そのため、**造血のビタミン**と言われています。また、神経細胞の機能維持に働いています。ほかにも、たんぱく質の合成や修復をサポートしたり、睡眠や覚醒リズムの乱れを整える働きもあるとされています。

「葉酸」は、細胞の遺伝情報を担う**ＤＮＡ（デオキシリボ核酸）の合成に必要です。また、赤血球の生成を助けます。**

「パントテン酸」は、**エネルギー生成やホルモンの合成**に関わっています。

「ビオチン」は、エネルギー代謝に関与し、近年では、**皮膚の炎症を予防する成分として注目**されています。

ほかにも、たんぱく質の代謝をサポートする栄養素として、**「ビタミンＤ」**があります。カルシウムの吸収を高め、骨や筋肉の健康維持、免疫機能にも働きます。**「カルシウム」は吸収率が低い栄養素のひとつなので、ビタミンＤと一緒に摂りましょう。**ビタミンＤは、鮭、サンマ、イワシ、舞茸、ちりめんじゃこなどに含まれます。

また、たんぱく質をサポートするにはミネラルも大切です。

「亜鉛」は、細胞の生成やたんぱく質、ホルモンの合成、免疫機能、神経系の働きに関わっています。インスリンの合成に亜鉛は必要不可欠な存在です。牡蠣、煮干し、たらこ、しらす干し、豚肉、牛肉などに含まれます。

次ページから、主な動物性食品、植物性食品のたんぱく質量を紹介しています。目安量と照らし合わせて、毎日の食事に取り入れてください。

また106ページからは、冷蔵庫や冷凍庫に常備しておくとよい食品リストも掲載しておきます。

動物性、植物性食品の目安量とたんぱく質量

肉	目安量	たんぱく質量（g）
国産牛もも（脂身つき）	薄切り1枚　50g	8
国産牛もも（皮下脂肪なし）	薄切り1枚　50g	8.6
国産牛ヒレ	厚切り1枚　150g	26.6
コンビーフ	1缶　100g	18.1
豚もも（脂身つき）	薄切り1枚　30g	5.1
豚もも（皮下脂肪なし）	薄切り1枚　30g	5.4
豚ヒレ	とんかつ・ソテー用　80g	14.8
豚ロース（脂身つき）	とんかつ・ソテー用　120g	20.6
豚ロース（皮下脂肪なし）	とんかつ・ソテー用　120g	22.1
若鶏ささみ	1本　40g	7.9
若鶏もも（皮つき）	1枚　300g	51
若鶏もも（皮なし）	1枚　180g	29.3
若鶏むね肉（皮つき）	1枚　200g	34.6
若鶏むね肉（皮なし）	1枚　170g	32.6

魚介	目安量	たんぱく質量（g）
まあじ	中1尾　150g（正味重量68g）	11.4
しらす干し	大さじ1　5g	1
ウナギ蒲焼き	1串　80g	15.4
めかじき	1切れ　120g	18.2
カツオ（春獲り）	刺身5切れ　80g	16.5
カツオ（秋獲り）	刺身5切れ　80g	16.4
かます	1尾150g（正味重量90g）	14
鮭（白鮭）	1切れ　80g	15.1
キングサーモン（ますの鮭）	1切れ　100g	16.2
まさば	1切れ　80g	14.2
まだい（養殖）	1切れ　80g	14.5
ブリ	1切れ　80g	14.9
はまち	刺身5切れ　50g	8.8
さば水煮缶	1缶　190g	33.1
さば味噌煮缶	1缶　190g	25.8

イワシオイルサーディン	1缶　105g	17.7
イワシ味付け缶詰	1缶　150g	25.5
まぐろ　フレークライト	小1缶　80g	10.4
アサリ水煮缶	1缶　45g	7.1
桜えび（素干し）	大さじ1　3g	1.4

牛乳及び乳製品	目安量	たんぱく質量（g）
普通牛乳	コップ1杯200mℓ　210g	6.3
ヨーグルト（無糖）	コップ1杯200mℓ　210g	6.3
ヨーグルト（加糖）	1個　90g	3.6
ヨーグルトドリンク（加糖）	コップ1杯200mℓ　210g	5.5
プロセスチーズ	スライスタイプ　1枚19g	4.1
パルメザンチーズ	大さじ1　6g	2.5
カマンベールチーズ	1/4切れ　25g	4.4
カッテージチーズ	大さじ1　13g	1.7

卵	目安量	たんぱく質量（g）
鶏卵	Mサイズ1個60g（正味重量51g）	5.8
ウズラ卵	1個　10g　（正味重量9g）	1

大豆製品	目安量	たんぱく質量（g）
大豆水煮缶	カップ1杯　135g	16.9
木綿豆腐	1丁　300g	20.1
絹ごし豆腐	1丁　300g	15.9
生揚げ（厚揚げ）	1枚　150g	15.5
油揚げ	1枚　20g	4.6
がんもどき	中1個　70g	10.6
高野豆腐（凍り豆腐）乾燥	1個　20g	9.9
生ゆば	1枚　15g	3.2
豆乳（無調整）	コップ1杯200mℓ　210g	7.1
糸ひき納豆	小1パック　50g	7.3
ひきわり納豆	小1パック　50g	7.6

おから	カップ1杯　80g	4.3
きな粉	大さじ1　5g	1.7

穀物	目安量	たんぱく質量（g）
米（精白米ごはん）	茶碗1杯　150g	3
食パン	6枚切り1枚　60g	4.4
フランスパン	1切れ　30g	2.6
ライ麦パン	1枚（厚さ1cm）30g	2
ロールパン	1個　30g	2.6
クロワッサン	1個　40g	2.4
コーンフレーク	1人分　25g	1.7
オートミール	大さじ1　6g	0.7
押麦	1袋　45 g	3
粒麦	1袋　45 g	3.4
うどん（ゆで）	1玉　240g	5.5
そば（ゆで）	1玉　170g	6.6

たんぱく質の多い野菜	目安量	たんぱく質量（g）
とうもろこし（スイートコーン）	1本450g　（正味重量225g）	5.9
とうもろこし（ホールタイプ）缶詰	小1缶　130g	2.9
枝豆（冷凍）	むき実カップ1杯　140g	15.5
枝豆（ゆで）	10さや25g　（正味重量14g）	1.4
グリンピース水煮缶詰	大さじ1　10g	0.3
ブロッコリー	100g（4房）	3.8
カリフラワー	100g（4房）	2.1
大豆もやし	100g	2.9
緑豆もやし	100g	1.2
たけのこ水煮缶詰	100g	1.9
ほうれんそう	1束　300g	5.1
西洋かぼちゃ	1/4個　400g	4.8

参考　『早わかりインデックス　きほんの食品成分表　八訂』主婦の友社
『日本食品成分表2023 八訂』医歯薬出版

冷蔵庫・冷凍庫などに常備しておくと便利な食品リスト

食事に多様性をもたせるためには、61ページで解説したように「かきくけこ、やまにさち」® を合言葉に手軽に食べられるもの、手間なくつくれるものを常備しておきましょう。主食、主菜、副菜をそろえるときに、足りない部分をすぐに補えます。間食やちょい足し、プラス１品、として利用するのもいいですね。

たんぱく源として大切な主菜での肉は、種類や部位が同じものに偏らず、幅広く利用しましょう。様々な栄養素がまんべんなく摂れます。魚も、白身、赤身など、調理法も、焼く、煮るなどバリエーション豊かにすることを心がけましょう。

副菜では、全体的にたんぱく質が少ないと感じた場合は、サラダや和え物、煮物に、粉チーズやスキムミルク、枝豆、削り節や桜えび（乾燥）、ツナ缶などを追加するのもいいです。豆腐を使って白和えにしたり、冷ややっこ、納豆をちょい足しして副菜にします。

主食では、白いごはんに枝豆、ツナ缶を入れて混ぜ合わせるとたんぱく質が増やせます。

間食では、ヨーグルトや牛乳、果物がおすすめです。このとき、ヨーグルトや牛乳にきな粉を混ぜるとたんぱく質が増やせます。果物を混ぜれば、動物性食品に不足しがちなビタミンＣや食物繊維が補給できます。

主に主菜やたんぱく質のちょい足し材料として利用できる食品

肉・肉加工品

ハンバーグ（冷凍）、サラダチキン、チキン煮物（レトルト）、焼き鳥（缶詰、チルド）、鶏からあげ（冷凍）、コンビーフ、しゅうまい・ぎょうざ・はるまき（各冷凍）、フランクフルト、ウィンナーソーセージ、ロースハム、カレー（レトルト）、青椒肉絲（冷凍）、回鍋肉（冷凍）

魚介・水産加工品

魚の切り身（冷凍、レトルト）、桜えび（乾燥）、しらす干し、ちりめんじゃこ、ウナギ蒲焼き（レトルト）、焼き魚・煮魚（チルド）、開き干し、魚フライ（冷凍）、魚の缶詰、魚肉ソーセージ、さつま揚げ、ちくわ、かにかま、はんぺん、シーフードミックス、つみれ、だて巻き、かまぼこ

卵・卵加工品

ゆで卵、温泉卵、卵、ウズラ卵、卵豆腐、茶碗蒸し、厚焼き卵、だし巻き卵

大豆・大豆製品

豆腐、焼き豆腐、厚揚げ、がんもどき、油揚げ、高野豆腐（凍り豆腐）の煮物（チルド）、生湯葉、納豆、蒸し大豆、枝豆、おから、黒豆煮、豆腐バー

主に副菜やたんぱく質のちょい足し材料として利用できる食品

牛乳、チーズ、ヨーグルト、豆乳、焼き麸、ミックスナッツ、味つけもずく、めかぶ、とろろ昆布、味付けのり、焼きのり、わかめ、ひじき煮、切り干し大根煮物、黒豆煮、ポテトサラダ、かぼちゃサラダ、白和え、カット野菜、野菜スープ・ポタージュ・味噌汁（レトルト・フリーズドライ）、春雨スープ、冷凍野菜（コーン、和風ミックス、洋風ミックス、ブロッコリー、いんげん、かぼちゃ、ほうれんそう、ねぎなど）、冷凍さといも、常備野菜（トマト、キャベツ、ほうれんそう、こまつな、白菜、ねぎ、玉ねぎ、ブロッコリー、大根、にんじん、ごぼう、もやし、しょうが、にんにく）、果物（生・冷凍）、きのこ（まいたけ、えのきだけ、しめじ、エリンギ、なめこ）、芋類（じゃがいも、さといも、さつまいも）

主に主食として利用できる食品

ご飯類

おにぎり（冷凍）、パックごはん、白がゆ（レトルト）、もち、アルファ化米

パン類

食パン、クロワッサン、ロールパン、ライ麦パン、フランスパン、全粒粉入り食パン、イングリッシュマフィン、ベーグル、ナン（冷凍）、ピザ（冷凍）

麺類

パスタ（冷凍）、うどん（冷凍）、ゆでそば（流水タイプ）、中華麺（ゆで）、ビーフン（インスタント）、ラーメン（インスタント）、カップ麺

シリアル類

オートミール、コーンフレーク、グラノーラ

簡単に手間なく、栄養素やエネルギーが補給できる食品

スキムミルク、きな粉、粉チーズ、削り節、ナッツ、すりごま、ねりごま、ホワイトソース（レトルト）、MCT オイル、はちみつ、ピーナッツバター、チーズスプレッド、レバーペースト

朝のダブルたんぱくレシピ

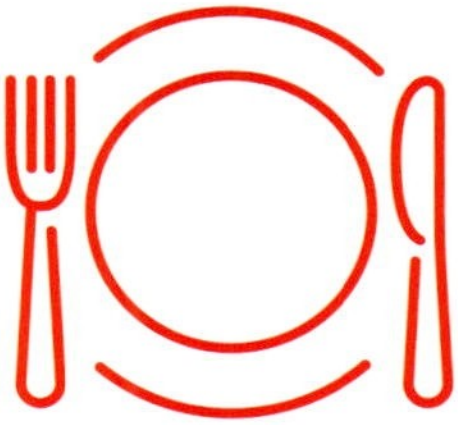

本書レシピのルール

- 計量単位は、大さじ1＝15mℓ、小さじ1＝5mℓ、1合＝180mℓ、1カップ＝200mℓです。素材により、量りやすい分量で表記しています。
- 材料は1人分、料理によっては、つくりやすい分量を紹介しているものもあります。
- とくに明記がない場合は、火加減は「中火」です。
- 材料の重さ（g）は基本的に正味重量でなく、材料そのものの重さで表示しています。個数、本数などは目安です。
- 電子レンジはW（ワット）数によって加熱時間が異なります。本書では、レシピ上では600Wを設定しています。500Wの場合は、加熱時間を約1.2倍にしてください。ただし、電子レンジの機種によっても差がでますので、あくまでも目安として、加熱具合をみながら加減してください。
- 成分データの算出は、『日本食品成分表2023八訂』（医歯薬出版）スマート栄養計算9.0（八訂）に準拠し、熱量は小数第1位を四捨五入して整数で表示、そのほかは小数第2位を四捨五入しています。そのためレシピ単体と献立の合計のデータに誤差がでる場合があります。

レシピのアイコンについて

植物性食品 

動物性食品 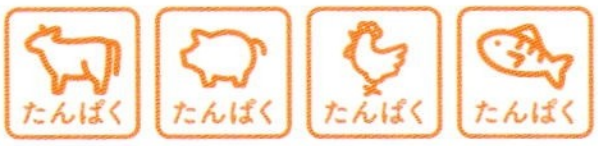

本書レシピで使う材料

ダブルたんぱくレシピで使う、
常備しておくと便利な材料を紹介します。

動物性食品　忙しい朝は缶詰や加工品を使うのも便利です。

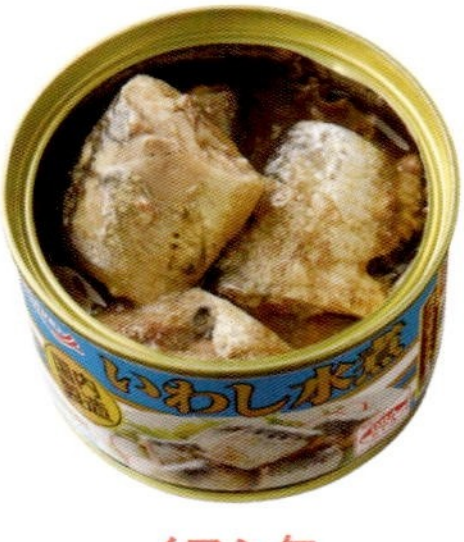

イワシ缶

そのまま食べられ、
EPA、DHA が手軽に補えます。

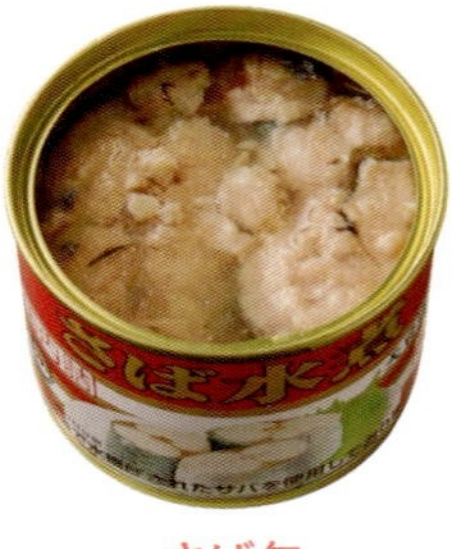

さば缶

水煮、味噌煮など
バリエーションがあり、
サラダの具材やリエットにも。

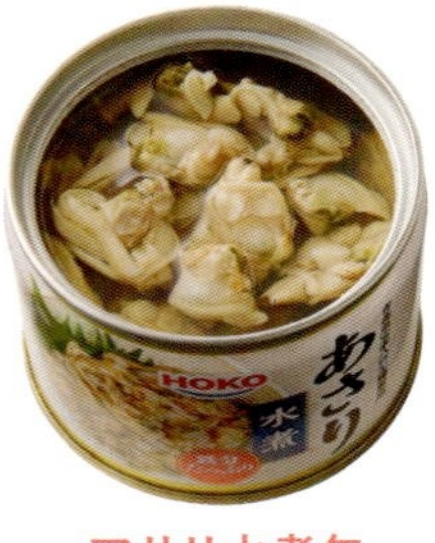

アサリ水煮缶

鉄分、亜鉛、カルシウム、
ビタミン B_{12} などが含まれます。
むき身なので使いやすいです。

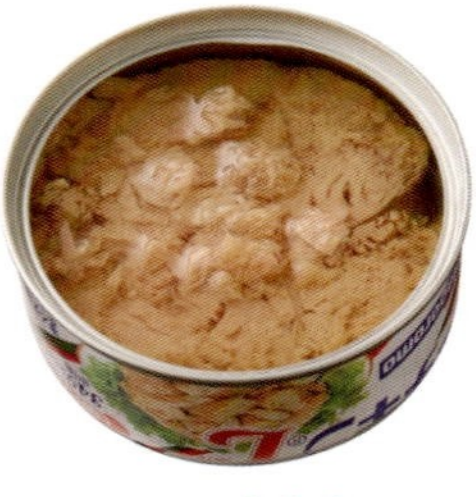

ツナ水煮缶

味が主張しないので、
大豆と合わせてダブルたんぱく
メニューがつくりやすいです。

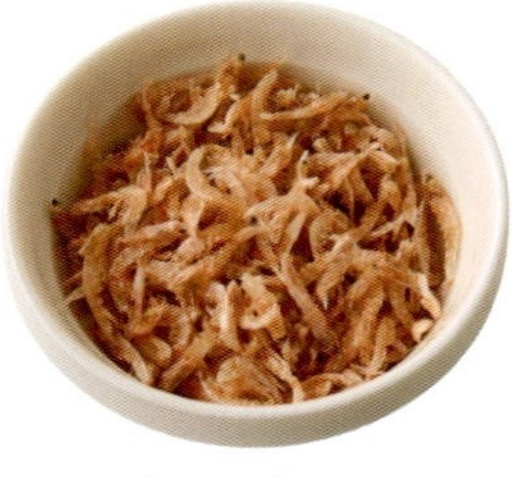

桜えび（乾燥）

カルシウムの補給に便利。
そのままトッピングしたり、
うま味もあるのでオムレツの
具材としてもおすすめ。

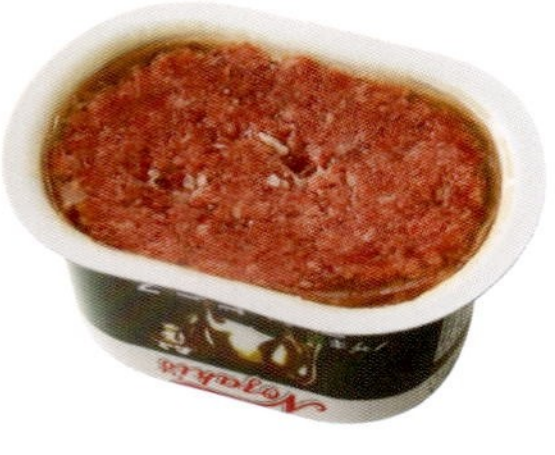

コンビーフ

栄養価も高く、うま味、塩気も
あるので、オートミールなど
淡泊な味の食材や野菜と
組み合わせるのがおすすめ。

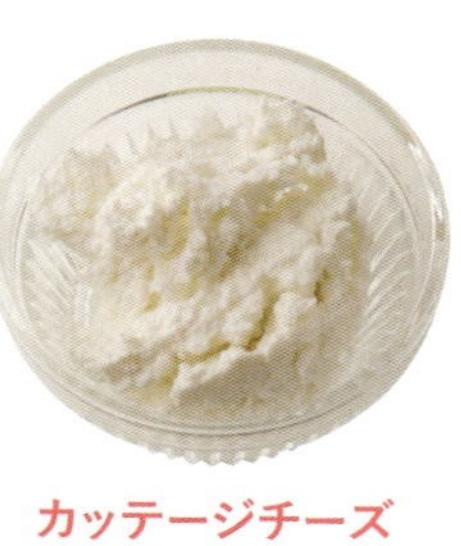

カッテージチーズ

サラダに和えれば、
たんぱく質がプラスされます。

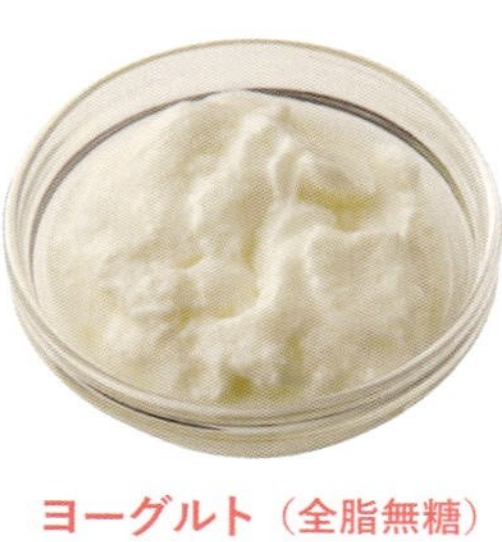

ヨーグルト（全脂無糖）

そのまま食べたり、和えたり、
ドレッシングの
材料にも便利です。

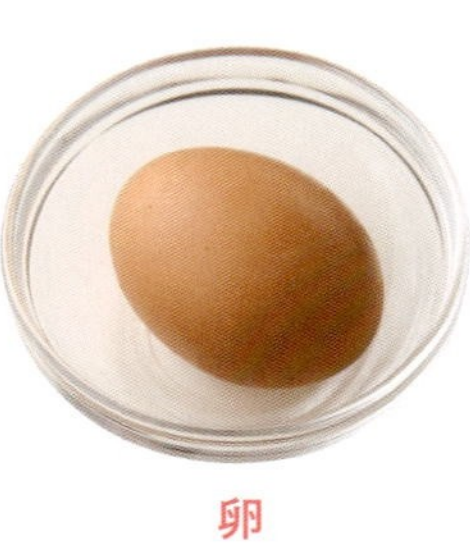

卵

完全栄養食品。
たんぱく質が足りないときに
料理にプラスするだけで
栄養価もアップ。

植物性食品　大豆製品を2〜3品冷蔵庫に常備しておきましょう。

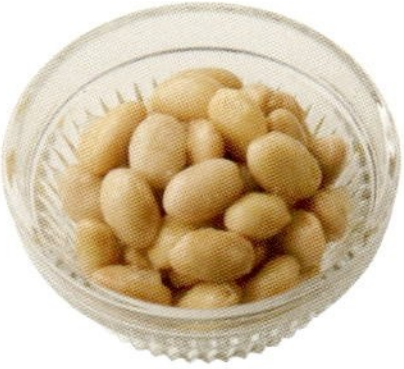

大豆水煮

市販品を使用します。あらゆる料理に使えて、手軽にたんぱく質が補える優秀食材。使えきれないときは冷凍して解凍して使うこともできます。

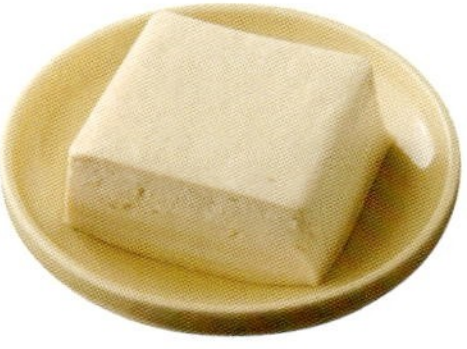

豆腐

そのまま食べる以外にもグラタンや白和えの具材として使えば、たんぱく質が補えます。

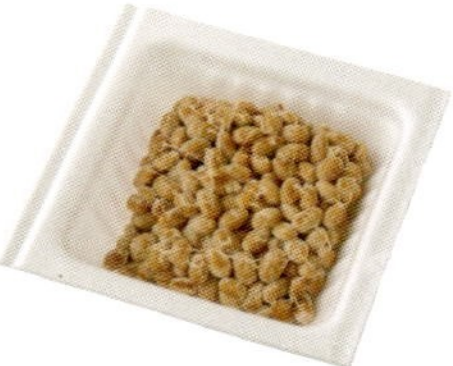

納豆

朝の納豆は体内時計リセットや、腸活としてもおすすめ。

炭水化物　ごはんを炊くときは、麦をプラスすると食物繊維もアップ。オートミールも万能な主食になります。

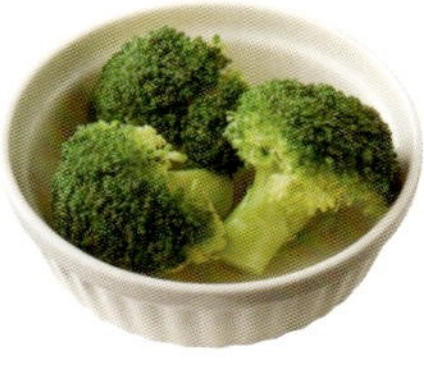

ブロッコリー

野菜の中でもたんぱく質が多め。下ゆでしておけば、料理に使いやすく、もう一品というときにも便利。

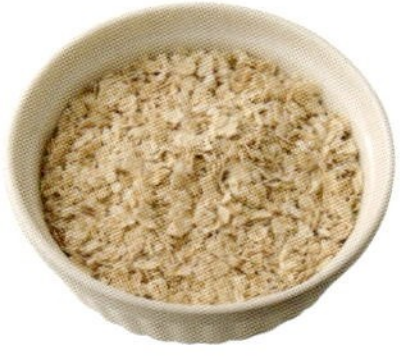

オートミール

たんぱく質や食物繊維、鉄分、カルシウムが豊富な主食食材です。

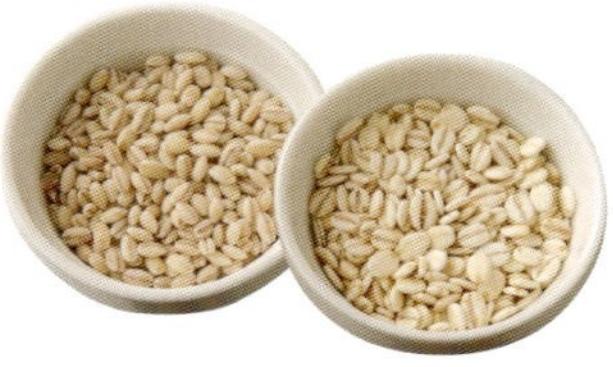

粒麦

白米の ¼ 量をプラスすれば、食物繊維が豊富な主食になります。

押麦

粒麦と同じ使い方をします。

油脂・調味料

忙しい朝は市販のドレッシングを調味料として活用しましょう。めんつゆやオイスターソースはこれだけで料理の味が決まります。

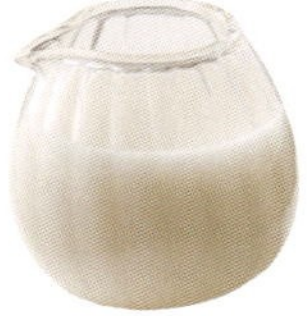

フレンチドレッシング

洋風サラダやヨーグルトとの相性もいいです。

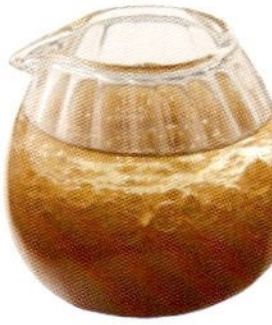

オイル入り和風ドレッシング

和風味のサラダには、これ１本で味が決まります。

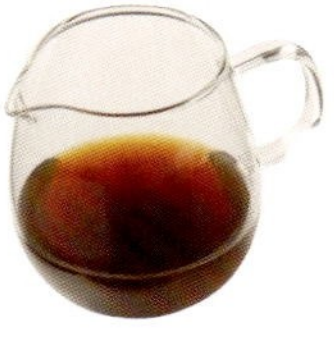

ノンオイル青じそドレッシング

エネルギーを控えたいときにおすすめ。カプレーゼで使用します。

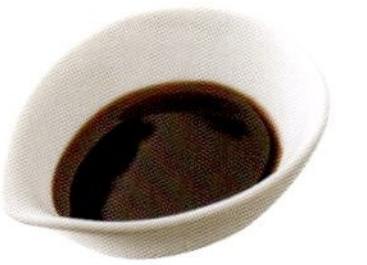

めんつゆ

煮物の味付けに。

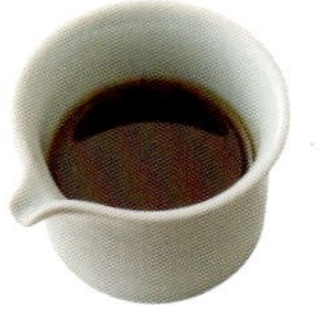

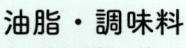

オイスターソース

中華風の料理の味付けに。

主食・主菜 サラダのせトースト

材料（1人分）

全粒粉入り食パン 6 枚切り…1枚（57 g）

粒入りマスタード…大さじ 2/3

卵…1 個

ツナ水煮缶（フレークライト）…1/2 缶（35 g）［汁も使う］

赤ピーマン…1/8 個 ▶ざく切り

キャベツ…小 1 枚（50g）▶ざく切り

オリーブ油…小さじ 1

フレンチドレッシング（乳化タイプ）…大さじ 1

作り方

①食パンに粒マスタードを全体的にうすくのばす。

②フライパンにオリーブ油を入れて熱し、割りほぐした卵を流し入れ、炒り卵をつくる。

③②にツナ缶（汁も含む）、赤ピーマン、キャベツを入れて炒め合わせ、フレンチドレッシングで和える。

④①の食パンに③を全体的に広げながら盛り付け、フォークとナイフで切り分けながら食べる。

副菜 ゆで大豆入りヨーグルト

材料（1人分）

大豆水煮…1/5 カップ（30 g）

キウイフルーツ（緑）…1/2 個（50 g）▶5㎜角に切る

ヨーグルト（全脂無糖）…100 g

作り方

①器にヨーグルト、大豆水煮、キウイフルーツの順に入れて食べるときに混ぜ合わせる。

point

不足しがちなカルシウムとマグネシウム、肌や骨、筋肉の健康維持に必要なビタミン C が豊富な献立です。

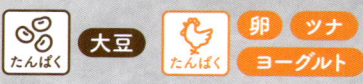

Day 1

この献立の

エネルギー量	499 kcal
たんぱく質量	24.7 g
食物繊維量	6.4 g
食塩相当量	2.9 g

たんぱく 大豆　たんぱく 卵 ツナ ヨーグルト

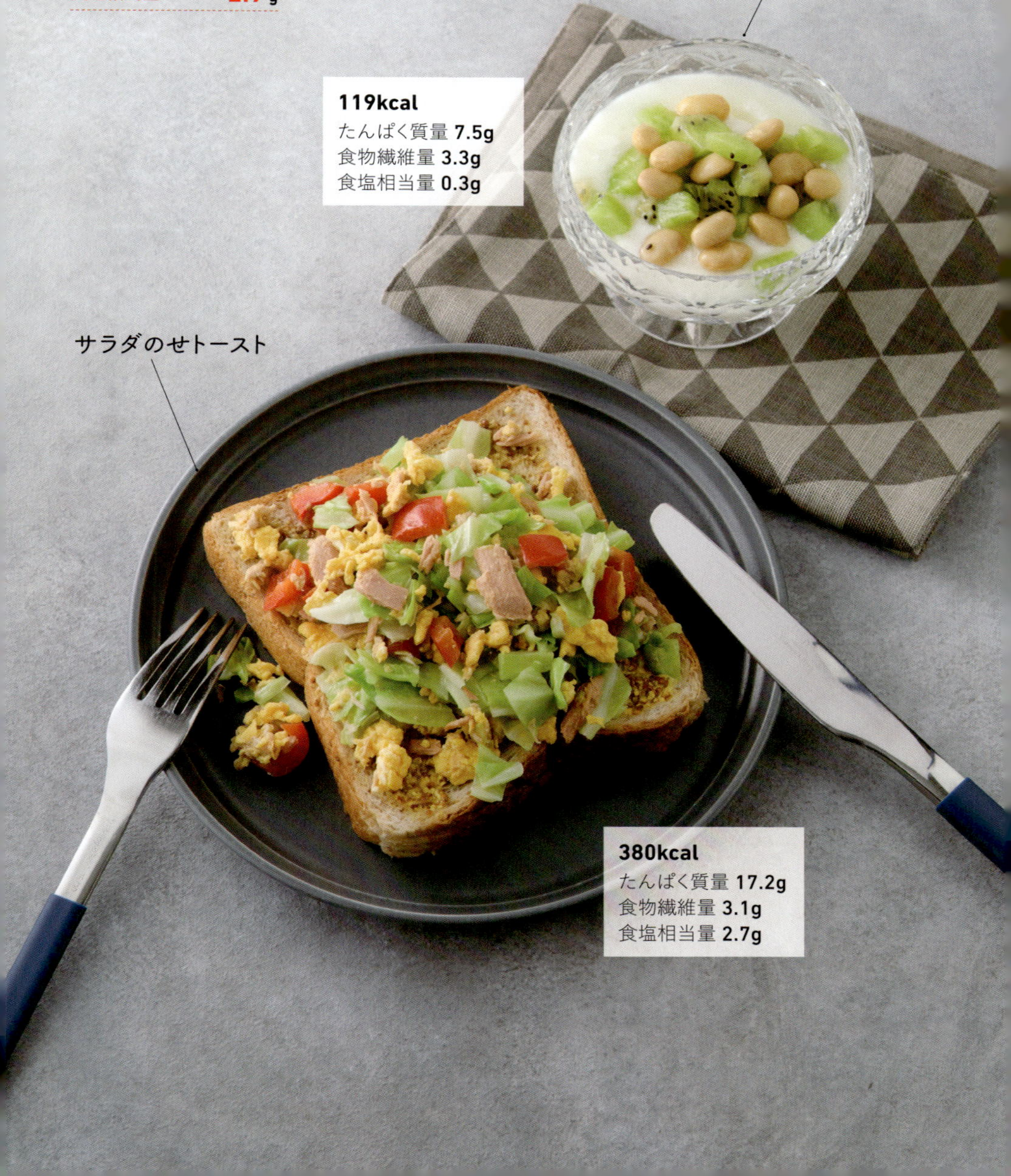

ゆで大豆入りヨーグルト

119kcal
たんぱく質量 7.5g
食物繊維量 3.3g
食塩相当量 0.3g

サラダのせトースト

380kcal
たんぱく質量 17.2g
食物繊維量 3.1g
食塩相当量 2.7g

主菜 鮭のレンチン蒸し焼き

材料（1人分）

鮭…1 切れ（80 g）▶調理の 15 ～ 20 分前に塩・こしょうをし、水分をふいておく
キャベツ…小 1 枚（50 g）▶ざく切り
ヤングコーン（水煮）…2 本 ▶ 5㎜幅に切る
ブロッコリー…2 房（50 g）［ゆでたものを使う］
ミニトマト…2 個

〈別添え〉
ヨーグルトドレッシング
ヨーグルト（全脂無糖）…大さじ 2 ┐
マヨネーズ…小さじ 2 ┘ 混ぜ合わせる

作り方

①耐熱皿にキャベツ、ヤングコーンを平らに広げて、鮭は皮目を上にしてのせる。
②①にふんわりとラップをして 600W の電子レンジで約4分火が通るまで加熱する。
③②を皿に盛り、ブロッコリー、ミニトマトを添える。ヨーグルトドレッシングをかけて食べる。

副菜 桜えびの納豆和え

材料（1人分）

納豆…1 パック（40g）
桜えび（乾燥）…小さじ 1（3 g）
しょうゆ…少々

作り方

①器に納豆、桜えび、しょうゆを入れて食べる直前にかき混ぜる。

主食 麦入りごはん

材料（2合分）

米…2合
押し麦または粒麦…50 g

作り方

①米2合に対して麦 50 g（0.5 合）の割合にして炊飯器で炊く。150 gを茶碗に盛る。

point

鮭や桜えびに含まれるアスタキサンチンや野菜のポリフェノールには、老化や病気の原因をつくる活性酸素の働きを抑える抗酸化作用が期待できます。骨の健康維持に関わる栄養素であるカルシウムやマグネシウム、ビタミン D、ビタミン K がたっぷり摂れる献立です。

Day 2

たんぱく 納豆　たんぱく 鮭 桜えび ヨーグルト

この献立の

エネルギー量	515 kcal
たんぱく質量	29.6 g
食物繊維量	10.7 g
食塩相当量	1.4 g

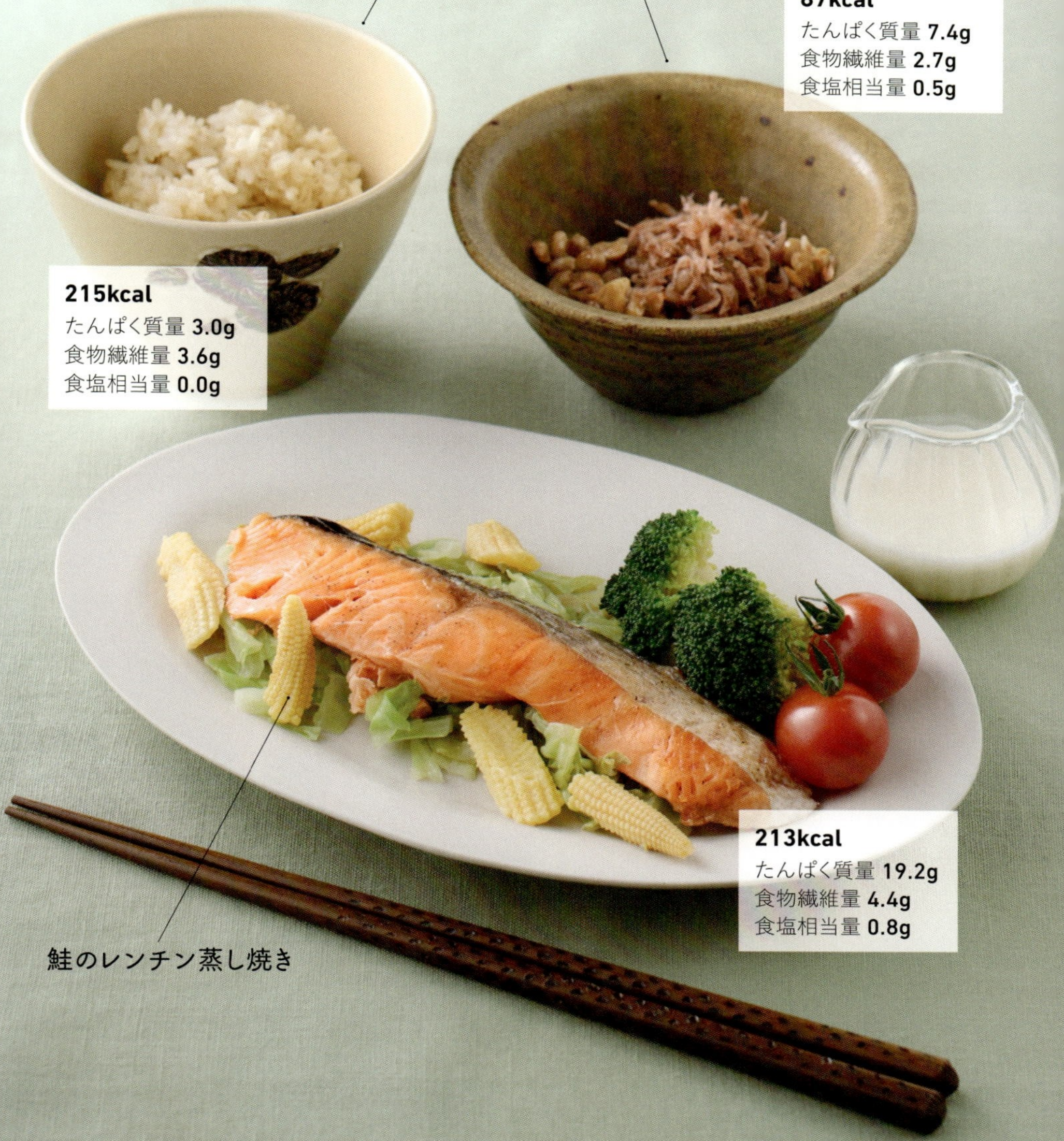

麦入りごはん

215kcal
たんぱく質量 3.0g
食物繊維量 3.6g
食塩相当量 0.0g

桜えびの納豆和え

87kcal
たんぱく質量 7.4g
食物繊維量 2.7g
食塩相当量 0.5g

鮭のレンチン蒸し焼き

213kcal
たんぱく質量 19.2g
食物繊維量 4.4g
食塩相当量 0.8g

主食・主菜　オートミールグラタン

材料（1人分）

オートミール…40 g
コンビーフ缶…1/2 缶（40 g）
木綿豆腐…1/2 丁（75 g）
ミニトマト…4個 ▶縦4等分に切る
アボカド…1/4 個（30 g）▶一口大に切る
ピザ用チーズ…大さじ 1（8 g）
オリーブ油…小さじ 1
塩・こしょう…各少々

作り方

①ボウルにコンビーフをほぐし入れ、木綿豆腐、オリーブ油、塩・こしょうを加えてよく混ぜ合わせる。
②①にオートミールを加え、均一になるように混ぜ合わせたら、ミニトマト、アボカドを加えてさっと混ぜ合わせる。
③耐熱皿に②を移し、チーズを全体にふりかける。ふんわりとラップをして600W の電子レンジで約 2 分加熱する。

副菜　アサリチャウダー

材料（1人分）

アサリ水煮缶…1/4 缶（30 g）
ブロッコリー…2 房（50 g）▶一口大に切る
鶏がらスープ…1/2 カップ
牛乳…1/2 カップ
塩・こしょう…各少々
ブロッコリースプラウト…少々

作り方

①鍋に鶏がらスープを入れ火にかける。沸騰したら、アサリ、ブロッコリーを加えてひと煮立ちさせる。
②①に牛乳を加え、再びひと煮立ちさせたら、塩・こしょうで味を調える。器に盛り、ブロッコリースプラウトをトッピングする。

point

葉酸と鉄分が補える貧血予防に役立つ献立です。葉酸は細胞新生や正常な赤血球生成をサポートするビタミン B 群の一種です。鉄は細胞へ酸素を運ぶヘモグロビンの原料です。

Day 3

たんぱく　納豆

たんぱく　コンビーフ　アサリ　牛乳

この献立の

エネルギー量	515 kcal
たんぱく質量	29.8 g
食物繊維量	9.4 g
食塩相当量	2.4 g

アサリチャウダー

118kcal
たんぱく質量 10.1g
食物繊維量 2.6g
食塩相当量 1.0g

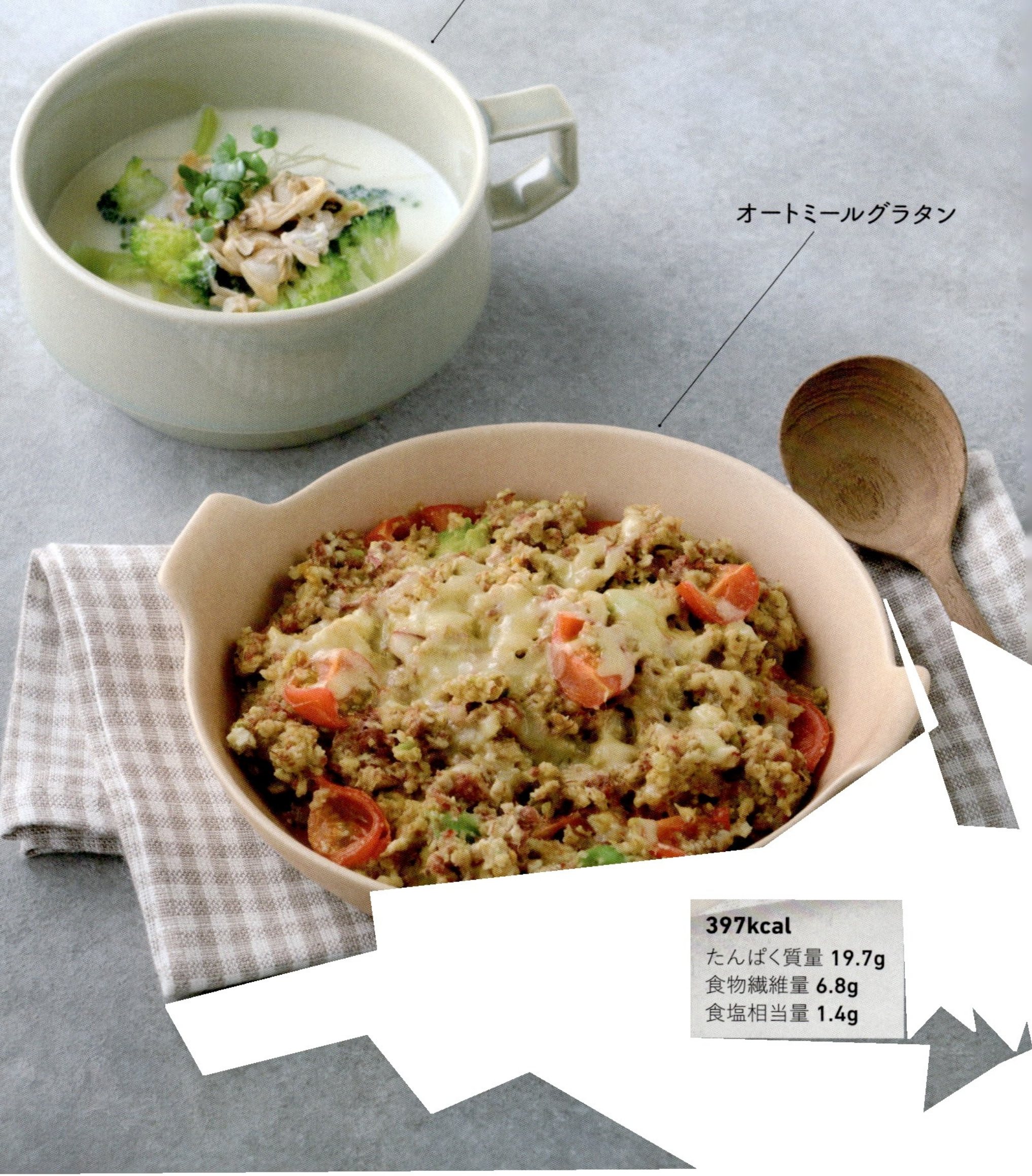

オートミールグラタン

397kcal
たんぱく質量 19.7g
食物繊維量 6.8g
食塩相当量 1.4g

主菜 オムレツ

材料（1人分）

卵…1個
粉チーズ…大さじ1（18g）
桜えび（乾燥）…小さじ1（3g）
玉ねぎ…1/4個（37.5g）▶粗みじん切り
にんじん…1/12本（15g）▶粗みじん切り
ぶなしめじ…1/2パック ▶小房に分ける
ミニトマト…3個 ▶縦4等分に切る
オリーブ油…大さじ1

作り方

①にんじんをラップに包んで600Wの電子レンジで30秒加熱する。
②ボウルに卵を割り入れ、粉チーズ、桜えびを混ぜ合わせた卵液をつくる。
③フライパンにオリーブ油を入れ、①と玉ねぎ、ぶなしめじを加えてしんなりするまで炒める。
④③に②の卵液を上から流し入れ、ミニトマトを並べ、ふたをして卵液が全体的に固まるまで火を通す。皿に盛り、ライ麦パン（下記参照）を添える。

副菜 高野豆腐と野菜のコンソメ煮

材料（1人分）

高野豆腐（乾燥）…1個（15g）▶水で戻し、一口大に切る
ブロッコリー…2房（50g）▶一口大に切る
顆粒コンソメ（減塩）…小さじ1（2.5g）
水…3/4カップ

作り方

①鍋に水、コンソメ、高野豆腐、ブロッコリーを入れ、やわらかくなるまで煮つめ、器に盛る。

主食 ライ麦パン

材料（1人分）

ライ麦パン…60g

point

カルシウムとビタミンKが摂れる献立です。ビタミンKは、吸収されたカルシウムの骨への取り込みをサポートします。骨粗鬆症予防に役立つ献立です。

Day 4

たんぱく 高野豆腐

たんぱく 卵 粉チーズ 桜えび

この献立の

エネルギー量	564 kcal
たんぱく質量	29.3 g
食物繊維量	9.0 g
食塩相当量	2.7 g

高野豆腐と野菜のコンソメ煮

100kcal
たんぱく質量 9.6g
食物繊維量 2.9g
食塩相当量 0.8g

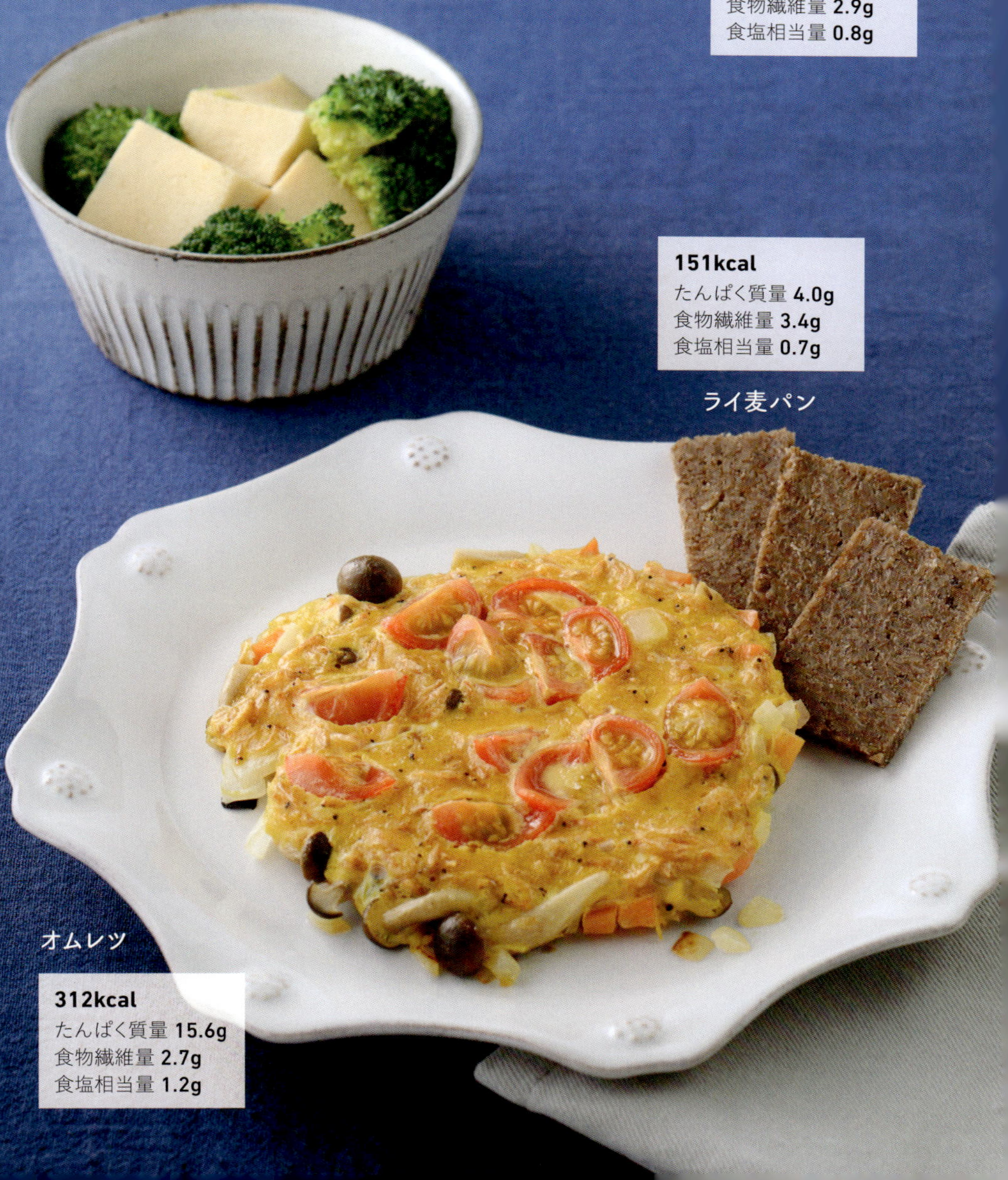

ライ麦パン

151kcal
たんぱく質量 4.0g
食物繊維量 3.4g
食塩相当量 0.7g

オムレツ

312kcal
たんぱく質量 15.6g
食物繊維量 2.7g
食塩相当量 1.2g

主菜 豚肉と野菜のオイスター炒め

材料（1人分）

豚もも肉…80ｇ
玉ねぎ…1/2 個（75ｇ） ▶縦4等分に切る
にんじん…1/6 本分（30g）▶短冊切り
キャベツ…小 1 枚（50ｇ） ▶ざく切り
ヤングコーン（水煮）…2 本 ▶1㎝幅に切る
ごま油…小さじ 2
オイスターソース…大さじ 1（18ｇ）

作り方

①にんじんは短冊切りにしラップに包んで 600W の電子レンジで 30 秒加熱する。
②フライパンにごま油を入れ、豚もも肉に火が通るまで炒め、①と残りの野菜を加えて炒め合わせる。
③②へオイスターソースを加えて混ぜ合わせ、器に盛る。

副菜 ミニトマトときゅうりの和風カプレーゼ

材料（1人分）

ミニトマト…3 個 ▶横 2 等分に切る
きゅうり…1/3 本（30ｇ）▶5㎜幅の輪切り
モッツァレラチーズ（一口サイズ）…3個（10g）▶横 2 等分に切る

〈別添え〉
ノンオイル青じそドレッシング…大さじ 1（15ｇ）

作り方

①きゅうり、ミニトマト、モッツァレラチーズの順に器に盛り、ドレッシングをかけて食べる。

主食 麦入り枝豆ごはん

材料（1人分）

麦入りごはん…150ｇ（作り方 114 ページ参照）
枝豆（冷凍）…1/5 カップ（28ｇ）［表示どおりに解凍する］

作り方

①麦入りごはんを茶碗に盛り、枝豆を混ぜ合わせる。

point

食品に含まれるコレステロールの体内への吸収を抑えるには、大豆製品や野菜料理との食べ合わせがおすすめです。大豆たんぱくや食物繊維は、コレステロールを減らす働きがあります。

Day 5

この献立の

エネルギー量	553 kcal
たんぱく質量	25.8 g
食物繊維量	9.9 g
食塩相当量	2.6 g

たんぱく 枝豆

たんぱく 豚もも肉 モッツァレラチーズ

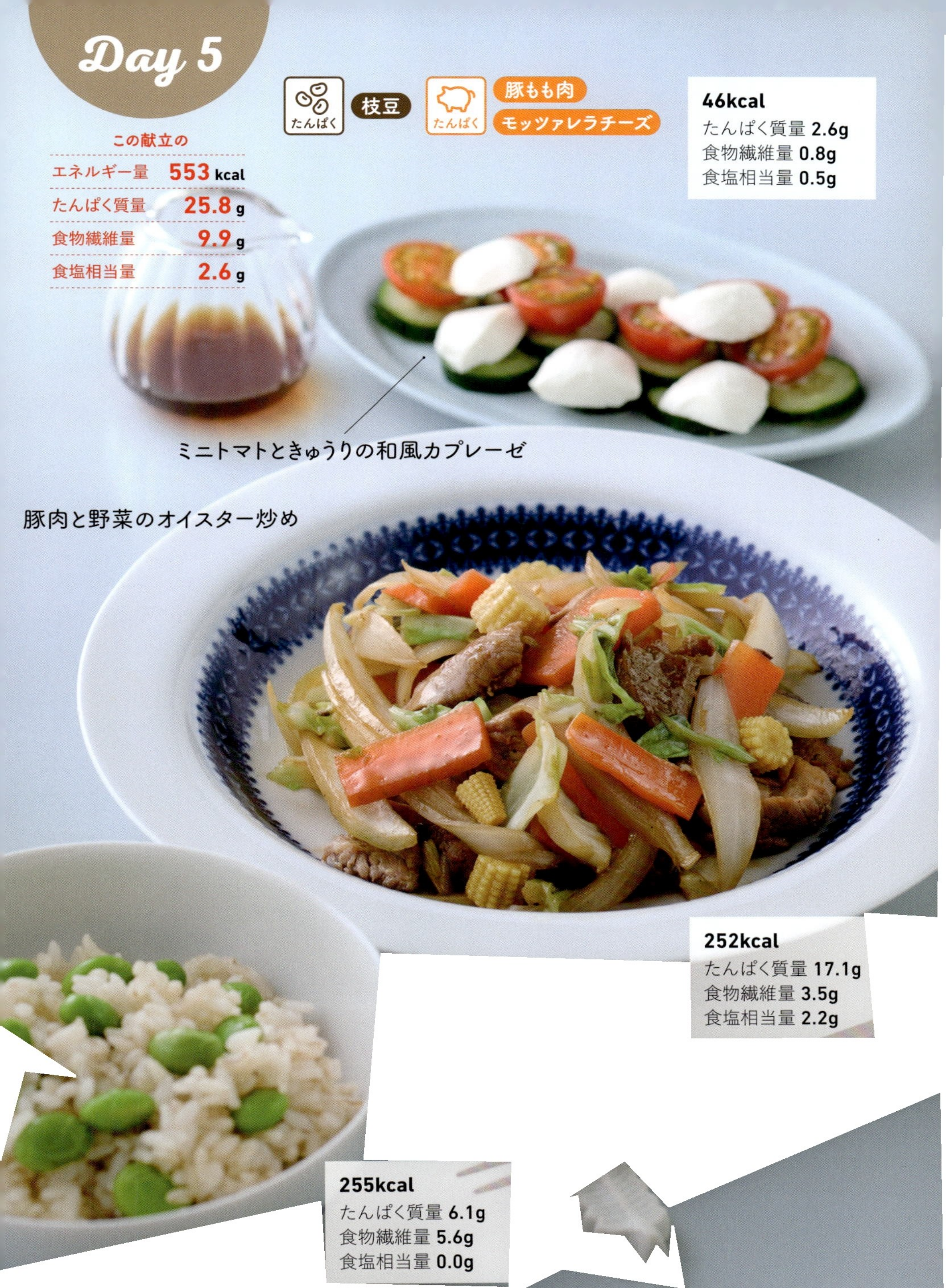

ミニトマトときゅうりの和風カプレーゼ

46kcal
たんぱく質量 2.6g
食物繊維量 0.8g
食塩相当量 0.5g

豚肉と野菜のオイスター炒め

252kcal
たんぱく質量 17.1g
食物繊維量 3.5g
食塩相当量 2.2g

255kcal
たんぱく質量 6.1g
食物繊維量 5.6g
食塩相当量 0.0g

主菜 さばのおろし和えサラダ

材料（1人分）

さば味噌煮缶…70 g［汁も使う］
大根…1/10 本（60g）▶すりおろす
ブロッコリー…2房（50g）
トマト…1/2 個（75 g）▶1cm角に切る
ヤングコーン（水煮）…2 本 ▶1cm幅に切る

作り方

①ブロッコリーはゆでて各 4 等分に切る。
②ボウルに、さば缶（汁も含む）、①と残りの野菜を入れて軽く混ぜ合わせ、器に盛る。

副菜 キムチ入り納豆

材料（1人分）

納豆…1パック（40g）
キムチ…20 g
ブロッコリースプラウト…少々

作り方

①器に納豆、キムチ、ブロッコリースプラウトの順に入れて、食べるときに混ぜ合わせる。

主食 麦入りごはん

麦入りごはん…150 g（作り方 114 ページ参照）

point

赤血球の合成に欠かせない葉酸、ビタミン B_{12} が補える献立。ビタミン B_{12} は、神経細胞の機能を維持し、睡眠や覚醒リズムの乱れを整える働きがあります。不足すると動脈硬化の引き金になり循環器疾患のリスクを高めます。

Day 6

たんぱく 納豆　たんぱく さば

この献立の

エネルギー量	493 kcal
たんぱく質量	21.7 g
食物繊維量	11.5 g
食塩相当量	1.4 g

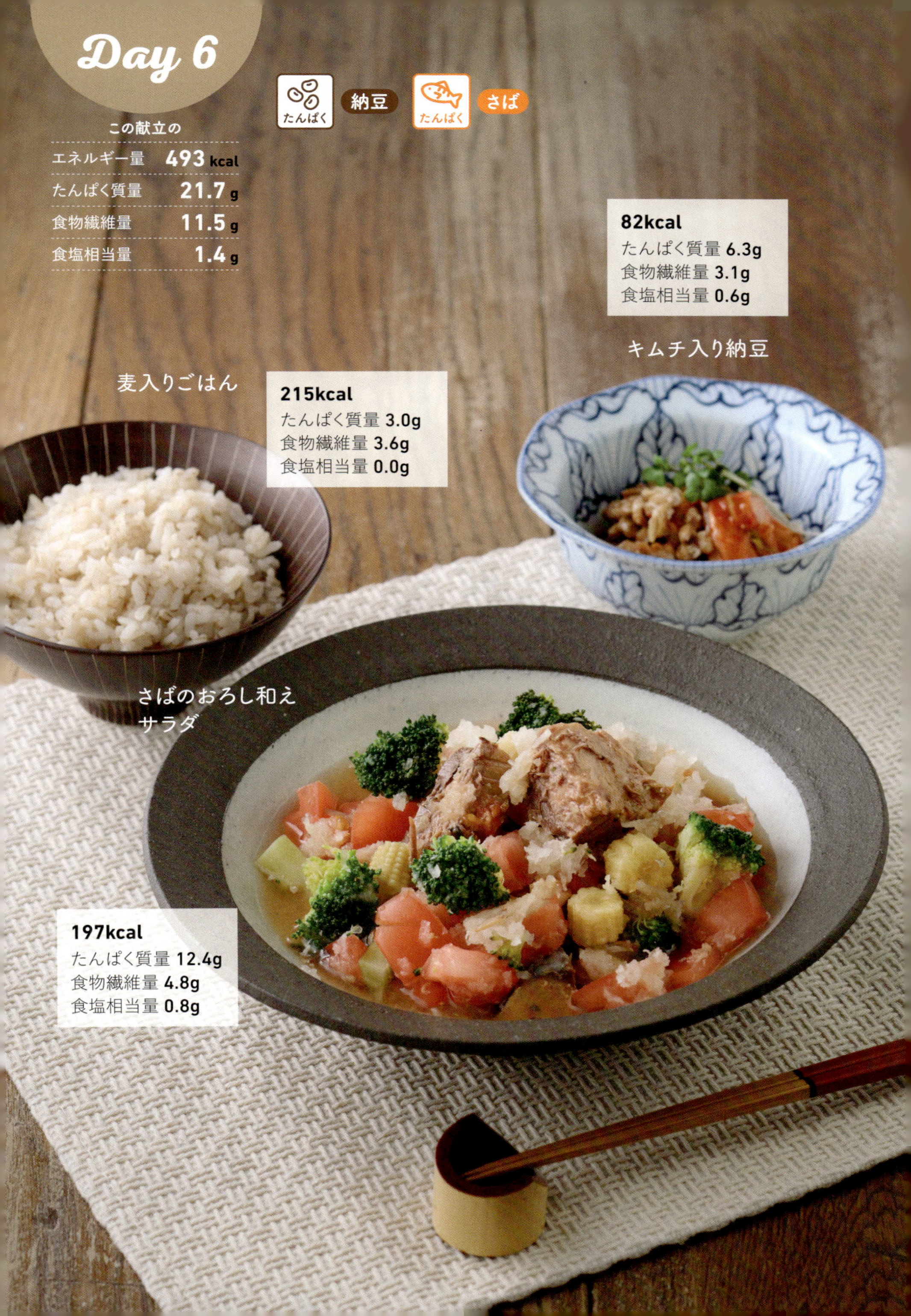

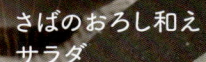

キムチ入り納豆

82kcal
たんぱく質量 6.3g
食物繊維量 3.1g
食塩相当量 0.6g

麦入りごはん

215kcal
たんぱく質量 3.0g
食物繊維量 3.6g
食塩相当量 0.0g

さばのおろし和えサラダ

197kcal
たんぱく質量 12.4g
食物繊維量 4.8g
食塩相当量 0.8g

主菜 卵と鶏ひき肉のケチャップ炒め

材料（1人分）

鶏ひき肉…80g
卵…1個
玉ねぎ…1/2個（75g）▶ざく切り
にら…2茎 ▶1cm長さに切る
ヤングコーン（水煮）…2本 ▶1cm幅に切る
トマト…1/2個（75g）▶ざく切り
トマトケチャップ…大さじ1（18g）
オリーブ油…小さじ1

作り方

①フライパンにオリーブ油を入れて熱し、鶏ひき肉を入れて火が通るまで炒めたら、玉ねぎ、にら、ヤングコーンを入れて軽く炒める。
②①へ溶いた卵を全体に流し入れて大きくかき混ぜる。
③トマト、トマトケチャップを加えて大きく混ぜ、全体に味を回して器に盛る。

副菜 ゆで大豆とアボカドのサラダ

材料（1人分）

大豆水煮…1/5カップ（30g）
アボカド…1/4個（30g）▶一口大に切る
オイル入り和風ドレッシング…大さじ1（15g）

作り方

①ボウルに、すべての材料を入れて混ぜ合わせ、器に盛る。

主食 オートミールごはん

材料（1人分）

オートミール…40g
水…80mℓ

作り方

①深めの耐熱容器にオートミールを入れ、水を全体に回し入れる。
②ラップをして600Wの電子レンジで約2分加熱する。

point

動物性食品には食物繊維がほとんど含まれず、植物性食品にはビタミンA（レチノール、レチナール）が含まれていません。両方組み合わさることで足りない栄養素を補い合えます。

Day 7

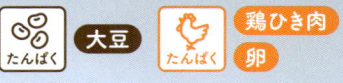

たんぱく 大豆
たんぱく 鶏ひき肉 卵

この献立の

エネルギー量	568 kcal
たんぱく質量	28.4 g
食物繊維量	10.6 g
食塩相当量	2.1 g

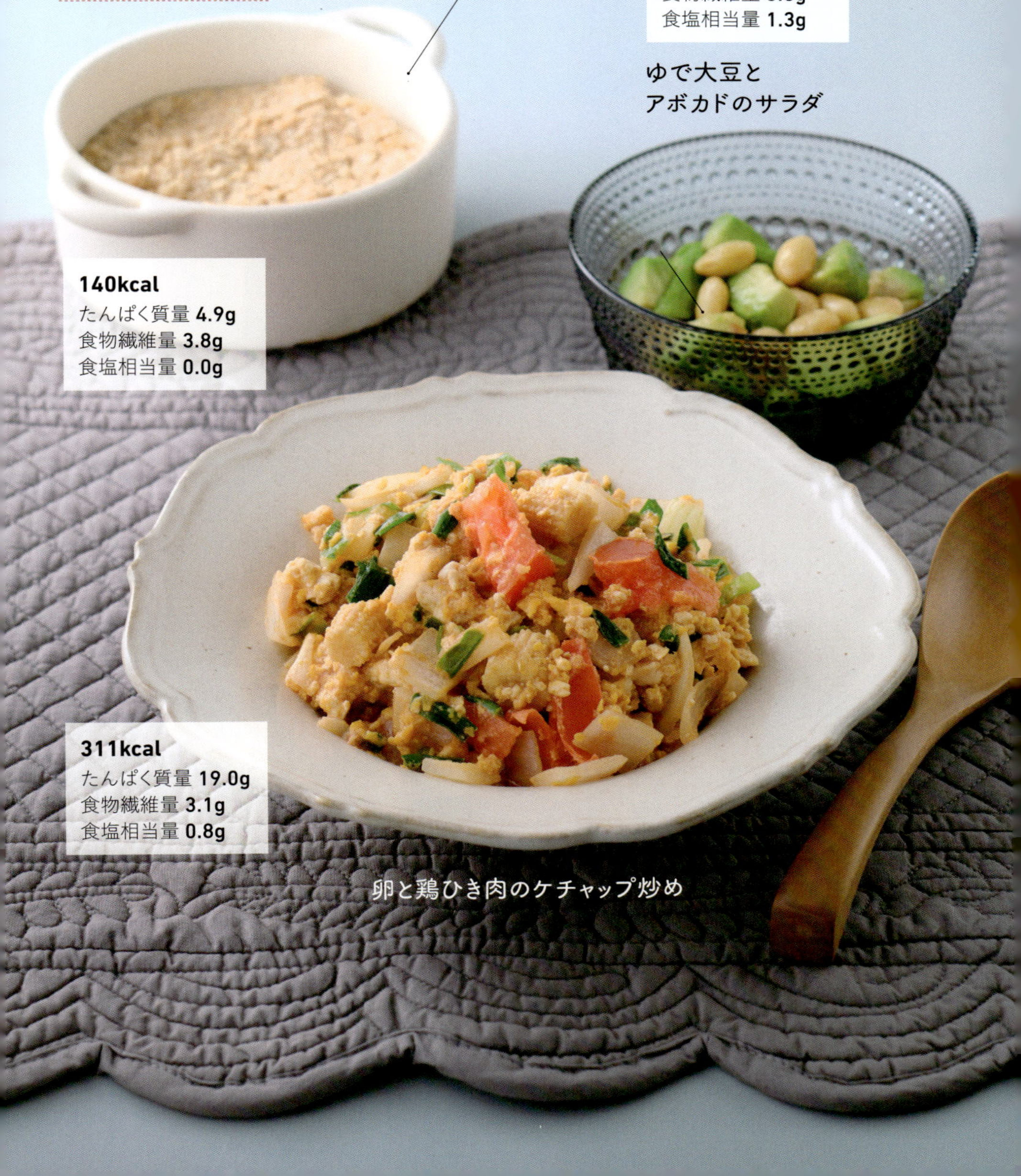

オートミールごはん

140kcal
たんぱく質量 4.9g
食物繊維量 3.8g
食塩相当量 0.0g

ゆで大豆とアボカドのサラダ

117kcal
たんぱく質量 4.5g
食物繊維量 3.8g
食塩相当量 1.3g

卵と鶏ひき肉のケチャップ炒め

311kcal
たんぱく質量 19.0g
食物繊維量 3.1g
食塩相当量 0.8g

主菜 焼き鮭のパルメザンフレークがけ

材料（1人分）

鮭…1切れ（80g）
赤ピーマン…1/8個 ▶繊維に沿って2㎜幅の細切り
アスパラガス…2本
ブロッコリースプラウト…1/2パック
パルメザンチーズ（ブロックタイプ）…10g
オリーブ油…小さじ1
塩・こしょう…各少々

作り方

①アスパラガスはゆでて各3等分に切る。鮭は焼く15～20分前に塩・こしょうをし、水分をふいておく。
②フライパンにオリーブ油を熱し、鮭の皮面を下にして淵に火が通り、半分くらい色が変わってきたら、フライ返しで裏に返す。ふたをして2～3分ほど完全に火が通るまで蒸し焼きする。
③ボウルにブロッコリースプラウト、赤ピーマン、アスパラガスをさっくり混ぜ、塩・こしょうで味を調える。
④皿に③を広げるように敷いて、②をのせ、パルメザンチーズをスライスしながら散らす。

副菜 コーンとアボカドの白和え

材料（1人分）

絹ごし豆腐…1/3パック（50g）
ゆずこしょう…小さじ1/2（3g）
ホールコーン…大さじ1
アボカド…1/4個（30g）▶ざく切り

作り方

①ボウルに、絹ごし豆腐、ゆずこしょうを入れてよく混ぜ合わせる。
②①へホールコーン、アボカドを入れざっくり混ぜ合わせ、器に盛る。

主食 麦入りごはん

麦入りごはん…150g（作り方114ページ参照）

point

カルシウムは吸収率が低い栄養素の一つです。そのため、カルシウムの吸収を助けるビタミンDと一緒にとることで吸収率が高まります。また血液中のビタミンDが不足するとカルシウムの吸収量が減少します。ビタミンDは魚に多く含まれますが鮭はその中でもトップクラスです。

Day 8

たんぱく 豆腐　たんぱく 鮭 パルメザンチーズ

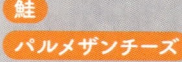

この献立の

エネルギー量	508 kcal
たんぱく質量	27.0 g
食物繊維量	7.9 g
食塩相当量	2.2 g

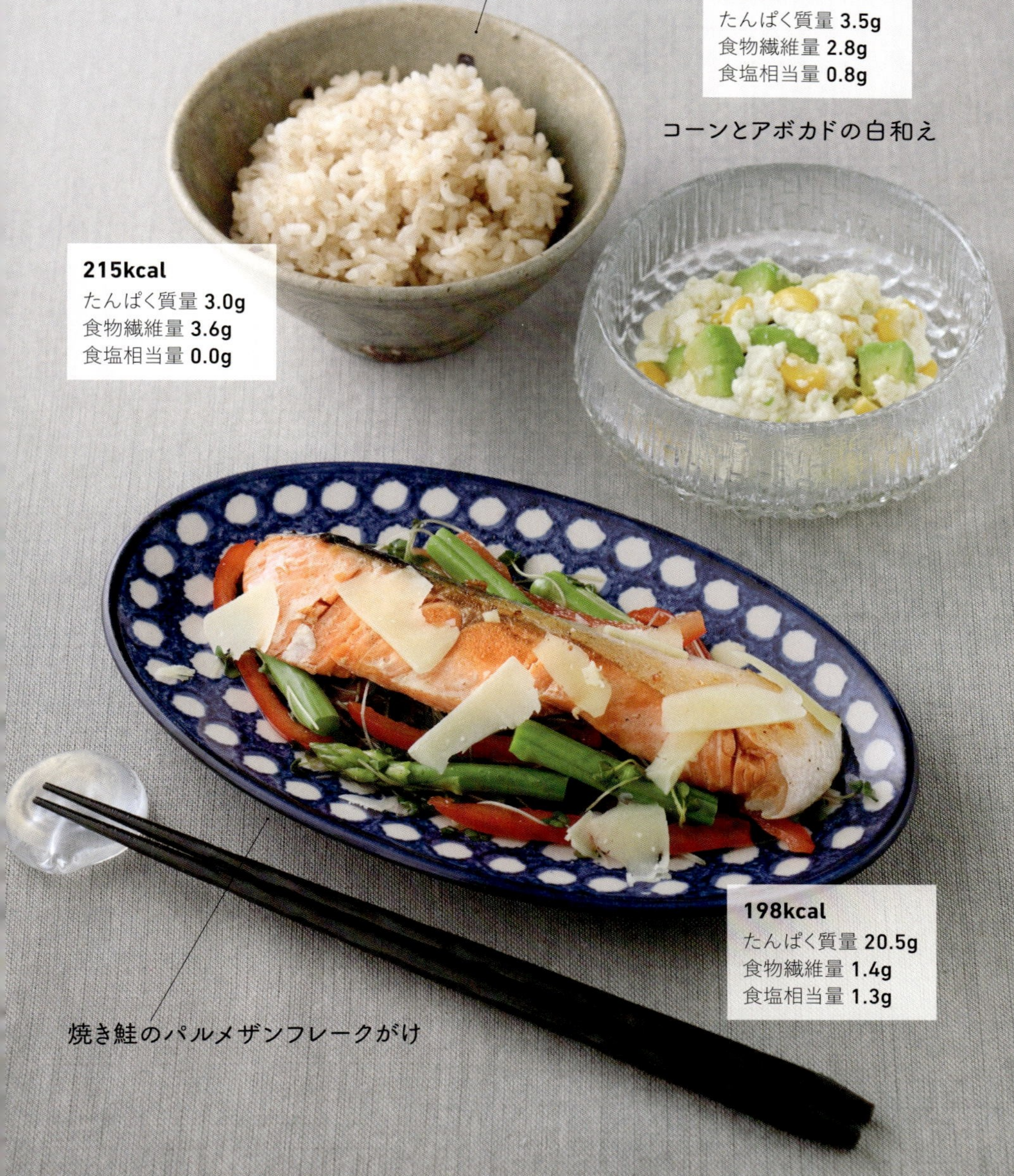

麦入りごはん

215kcal
たんぱく質量 3.0g
食物繊維量 3.6g
食塩相当量 0.0g

コーンとアボカドの白和え

94kcal
たんぱく質量 3.5g
食物繊維量 2.8g
食塩相当量 0.8g

焼き鮭のパルメザンフレークがけ

198kcal
たんぱく質量 20.5g
食物繊維量 1.4g
食塩相当量 1.3g

主食・主菜 具だくさんのさば缶コブサラダ

材料（1人分）

さば水煮缶…1/2 缶（35 g）▶ほぐす
厚揚げ…1/2 枚（75 g）
アスパラガス…1 本
フランスパン…40 g ▶ 1cm角に切る
キャベツ…小 1/2 枚(25 g）▶ 1cm角に切る
トマト…1/4 個（37.5g）▶ 1cm角に切る
ヤングコーン（水煮）…1 本 ▶ 1cm幅に切る
ホールコーン…大さじ 1

ヨーグルトドレッシング

ヨーグルト〈全脂無糖〉…大さじ 1
フレンチドレッシング（乳化タイプ）…大さじ 1
― 混ぜ合わせる

作り方

①アスパラガスはゆでて 1cm幅に切る。厚揚げはお湯で油抜きして 1cm角に切る。
②ボウルに①と残りの材料を入れ、混ぜ合わせる。
③②を器に入れ、ヨーグルトドレッシングをかけていただく。

副菜 きな粉ミルク

材料（1人分）

牛乳…180mℓ
きな粉…小さじ 1（2 g）

作り方

①カップに牛乳を入れて、きな粉を混ぜ合わせる。

point

さば缶やきな粉はカルシウムが豊富ですがカルシウムは吸収率が低いので、牛乳に含まれる CPP（カゼインホスホペプチド）と同時摂取することで吸収率がアップします。骨質アップが期待できます。

Day 9

たんぱく 厚揚げ きな粉

たんぱく さば 牛乳

この献立の

エネルギー量	502 kcal
たんぱく質量	25.3 g
食物繊維量	4.1 g
食塩相当量	2.2 g

きな粉ミルク

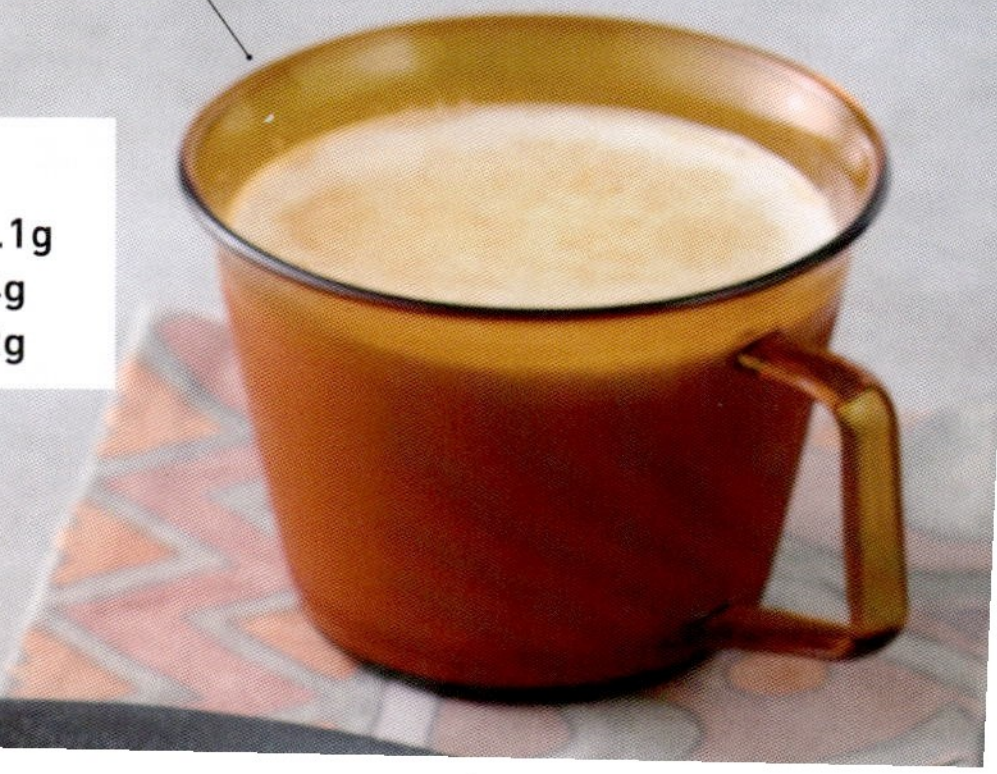

119kcal
たんぱく質量 6.1g
食物繊維量 0.4g
食塩相当量 0.2g

具だくさんのさば缶コブサラダ

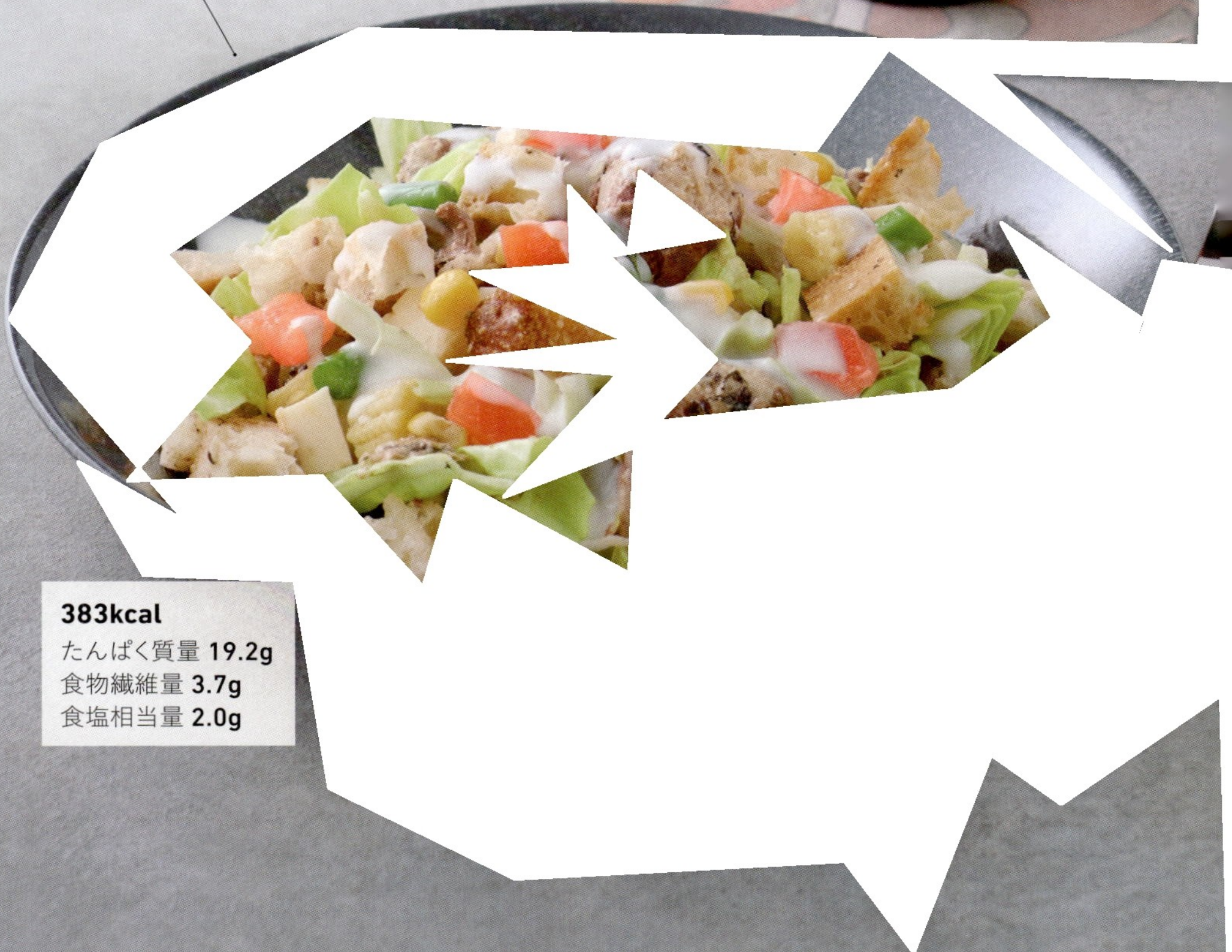

383kcal
たんぱく質量 19.2g
食物繊維量 3.7g
食塩相当量 2.0g

主菜 牛肉と野菜の汁たっぷり煮

材料（1人分）

牛もも肉（薄切り）…80 g ▶食べやすい大きさに切る
玉ねぎ…1/2 個（75 g）▶縦4等分に切る
にんじん…1/6 本（30g）▶ 2㎜幅の輪切り
ぶなしめじ…1/2 パック▶小房にほぐす
ごま油…小さじ 1
めんつゆ 2 倍濃縮…1/4 カップ
水…1 カップ

作り方

①鍋にごま油を入れ、牛もも肉を炒め、火が通ったら、玉ねぎを加えしんなりするまで炒める。
②①ににんじん、ぶなしめじを加えてさらに炒め合わせ、めんつゆと水を加えて煮立たせ、火を止めて器に盛る。

副菜 キャベツと赤ピーマンのサラダ

材料（1人分）

キャベツ…小 1/2 枚（25 g）▶ざく切り
赤ピーマン…1/8 個 ▶ざく切り
マヨネーズ…小さじ 1
ヨーグルト（全脂無糖）…大さじ 1

作り方

①ボウルにマヨネーズ、ヨーグルトを入れ混ぜ合わせたら、キャベツと赤ピーマンを加えて和える。

主食 湯葉がけごはん

材料（1人分）

生湯葉…50 g
めかぶ（たれ付き）…1 パック
ウズラ卵（生）…1 個
麦入りごはん…150 g（作り方 114 ページ参照）

作り方

①麦入りごはんを茶碗に盛り、めかぶ、生湯葉の順にのせ、ウズラ卵を真ん中に割り入れる。

point

植物性食品に含まれる非ヘム鉄は、主に動物性食品に含まれるヘム鉄より吸収されにくいのですが、動物性食品と植物性食品をダブルで摂取することで、非ヘム鉄の吸収も促進されるようになります。

Day 10

たんぱく 生湯葉　たんぱく 牛もも肉 ウズラ卵 ヨーグルト

この献立の

エネルギー量	624 kcal
たんぱく質量	32.3 g
食物繊維量	8.2 g
食塩相当量	2.9 g

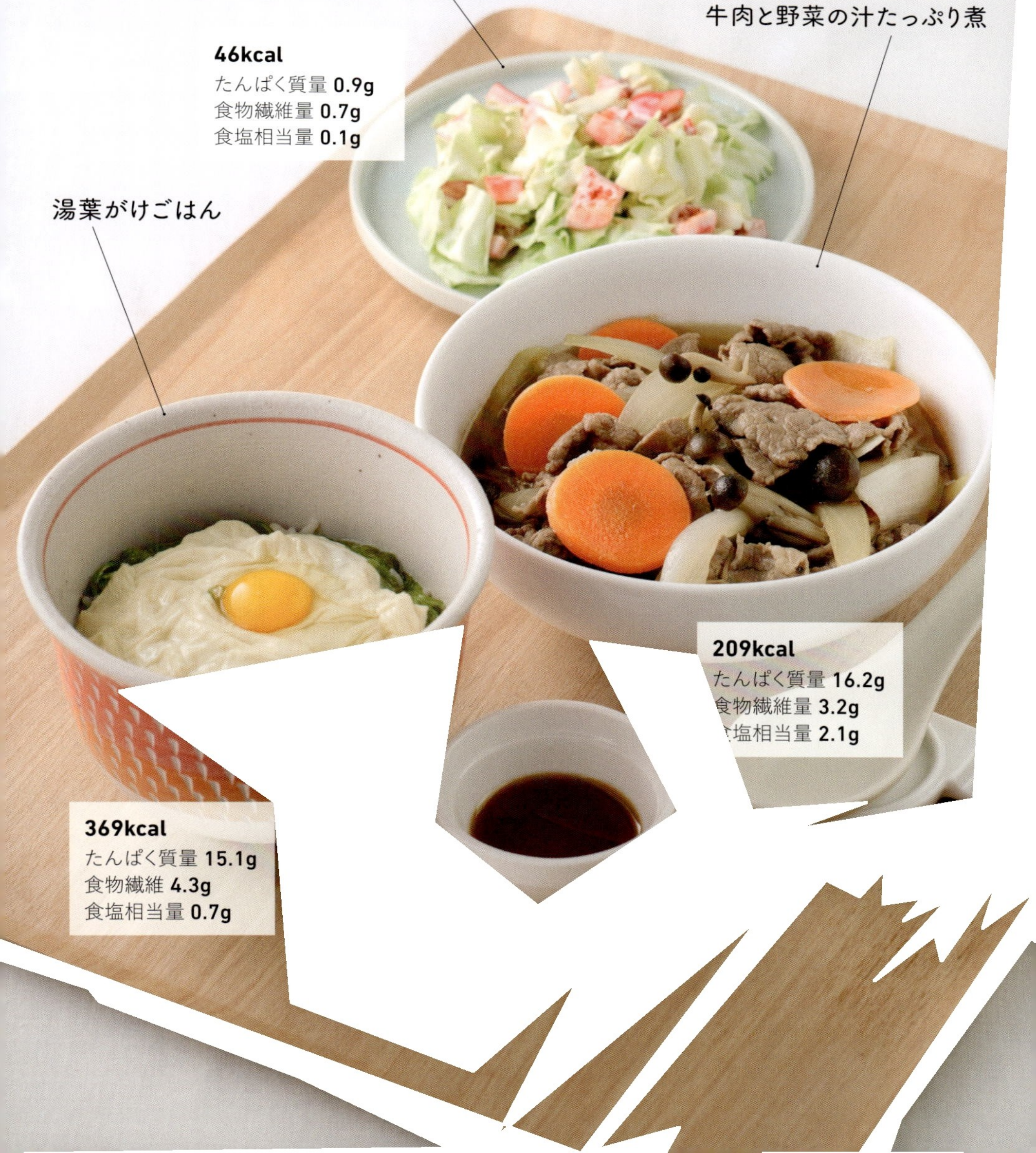

キャベツと
赤ピーマンのサラダ

46kcal
たんぱく質量 0.9g
食物繊維量 0.7g
食塩相当量 0.1g

牛肉と野菜の汁たっぷり煮

209kcal
たんぱく質量 16.2g
食物繊維量 3.2g
食塩相当量 2.1g

湯葉がけごはん

369kcal
たんぱく質量 15.1g
食物繊維 4.3g
食塩相当量 0.7g

主菜 大豆とイワシのキムチ炒め

材料（1人分）

大豆水煮…1/5 カップ強（40 g）
イワシ水煮缶…1 缶（70 g）…汁も使う
白菜キムチ…50 g
ぶなしめじ…1/2 パック ▶小房にほぐす
にら…1/3 束（30 g）▶ 2cm長さに切る
長ねぎ…1/2 本（36 g）▶ 2cm長さに切る
ごま油…小さじ 2

作り方

①フライパンにごま油を入れ、ぶなしめじ、にら、長ねぎを火が通るまで炒める。
②①へ大豆水煮、イワシ缶（汁も含む）、白菜キムチを加えて炒め合わせ、器に盛る。

副菜 にんじんときゅうりのリボンサラダ

材料（1人分）

にんじん…1/6 本（30g）▶ピーラーで 1cm幅のリボン状に切る
きゅうり…1/3 本（30 g）▶ピーラーで 1cm幅のリボン状に切る
刻みナッツ…少々
フレンチドレッシング（乳化タイプ）…小さじ 2

作り方

①にんじんをラップに包んで 600W の電子レンジで約 1 分加熱する。
②ボウルにすべての材料入れて混ぜ合わせる。

主食 麦入りごはん

麦入りごはん…150 g（作り方 114 ページ参照）

point

マグネシウムとビタミンDは骨や筋肉の代謝を調節しカルシウムやリンの吸収にも欠かせない栄養素です。イワシにはビタミンDが豊富で、大豆製品にはマグネシウムが豊富に含まれています。また、ビタミン A やビタミン B_{12} も多く摂れる献立です。

Day 11

イワシ

この献立の

エネルギー量	
たんぱく質量	24
食物繊維量	12.5
食塩相当量	2.7 g

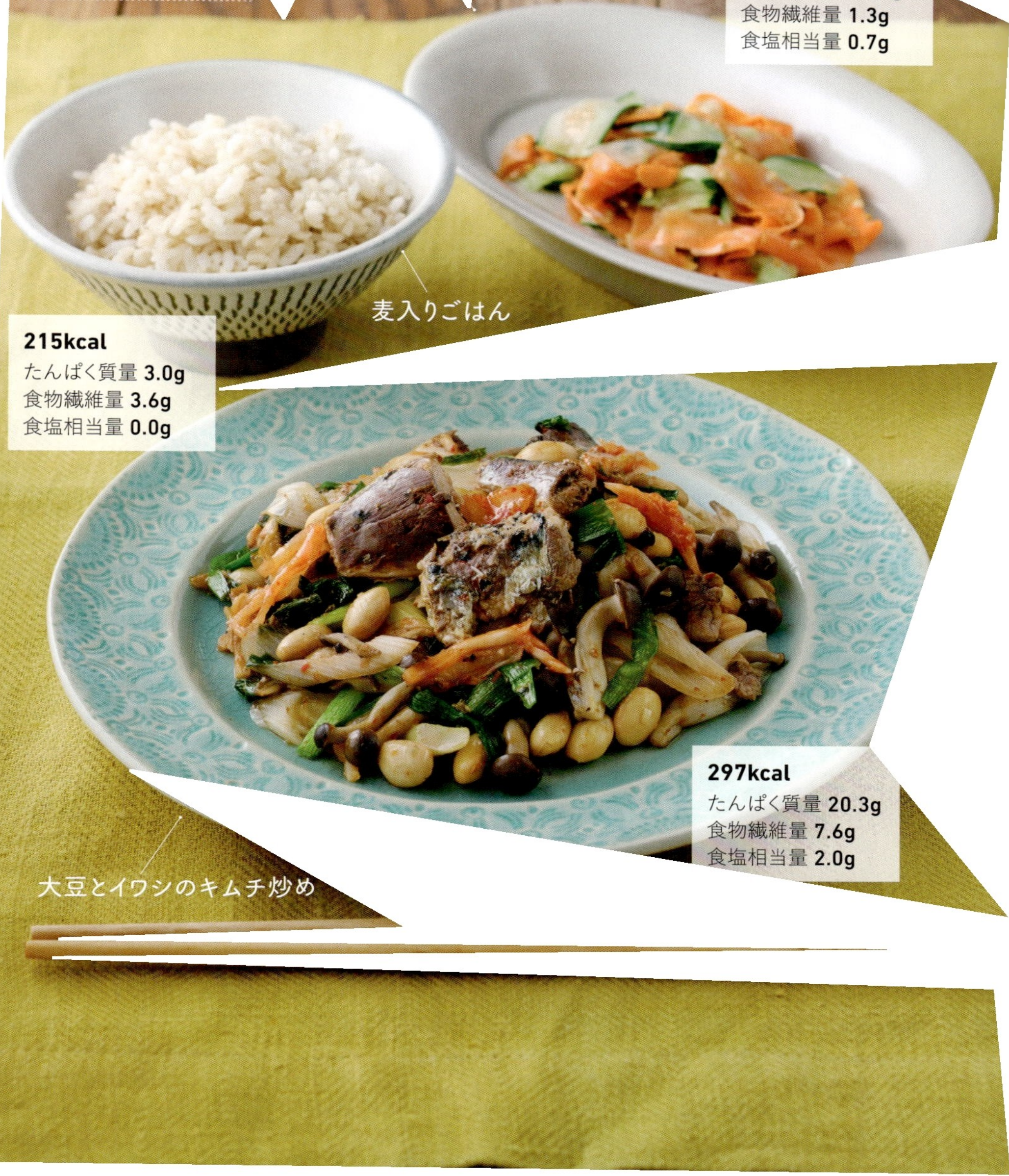

んじん　りのリボンサラダ

69kcal
たんぱく質量 1.1g
食物繊維量 1.3g
食塩相当量 0.7g

麦入りごはん

215kcal
たんぱく質量 3.0g
食物繊維量 3.6g
食塩相当量 0.0g

大豆とイワシのキムチ炒め

297kcal
たんぱく質量 20.3g
食物繊維量 7.6g
食塩相当量 2.0g

主菜　グリーンカレースープ

材料（1人分）

大豆水煮…1/5 カップ（30 g）
鶏ささみ肉…1 本（40 g）▶筋を取りそぎ切り
玉ねぎ…1/4 個（37.5 g）▶粗みじん切り
にんじん…1/12 本（15g）▶いちょう切り
キャベツ…小 1/2 枚（25 g）▶ざく切り
グリーンカレーペースト…大さじ 1 弱
鶏がらスープ…1/ 2カップ
ココナッツミルク…1/2 カップ（100 g）
オリーブ油…小さじ 2
刻みナッツ…小さじ 1/4

作り方

①鍋にオリーブ油、グリーンカレーペーストを入れて香りがたつまで炒めたら、野菜と鶏ささ身を入れて炒め合わせる（※）。
②鶏がらスープ、ココナッツミルク、大豆水煮を加えて煮込む。
③②を器に入れ、刻みナッツを上から散らす。

※140 ページの主食二菜スープのベーススープを使う場合は、①でグリーンカレーペーストを炒めたあと、②鶏がらスープの代わりにベーススープを加え、ココナッツミルク、大豆水煮、鶏ささみ肉を入れて火が通るまで煮込む。

主食二菜スープの応用としても。140 ページ参照。

副菜　きゅうりのヨーグルトサラダ

材料（1人分）

きゅうり…1/2 本（50 g）▶乱切り
ヨーグルト…大さじ 3
塩・こしょう…各少々

作り方

①ボウルにきゅうり、ヨーグルトを入れ混ぜ合わせ、塩・こしょうで味を調え、器に盛る。

主食　バゲット

材料（1人分）

バゲット…30 g

作り方

①食べやすい大きさにカットし、スープに添える。

point

ヨーグルトの乳酸菌やビフィズス菌といった有用菌、大豆や野菜のオリゴ糖をはじめとする食物繊維が腸内環境を整えて健康増進に役立ちます。

Day 12

たんぱく 大豆 たんぱく 鶏ささみ ヨーグルト

この献立の

エネルギー量	543 kcal
たんぱく質量	20.6 g
食物繊維量	6.5 g
食塩相当量	2.8 g

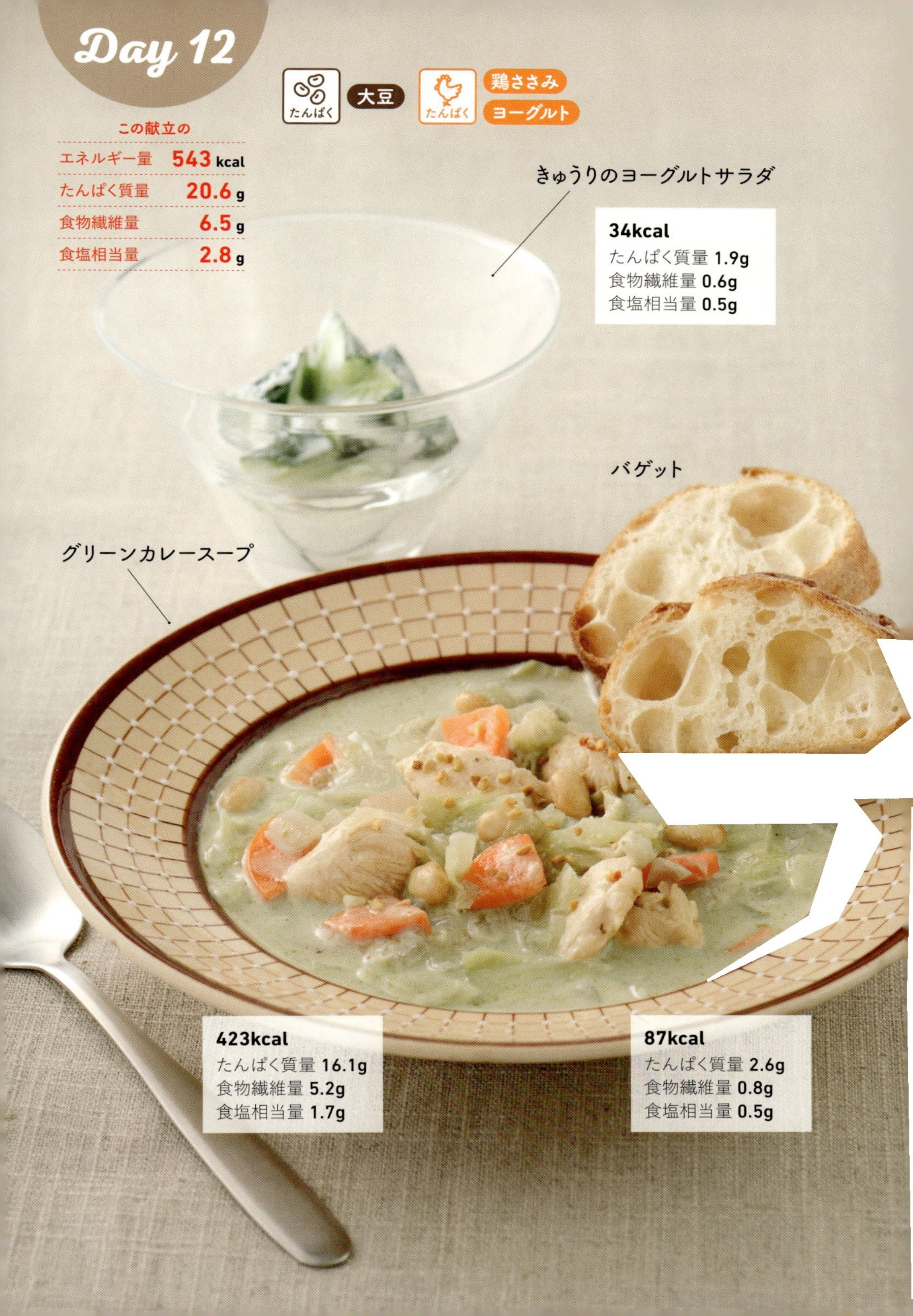

きゅうりのヨーグルトサラダ

34kcal
たんぱく質量 1.9g
食物繊維量 0.6g
食塩相当量 0.5g

バゲット

87kcal
たんぱく質量 2.6g
食物繊維量 0.8g
食塩相当量 0.5g

グリーンカレースープ

423kcal
たんぱく質量 16.1g
食物繊維量 5.2g
食塩相当量 1.7g

主食・主菜 オートミールのお好み焼き風

材料（1人分）

オートミール…40 g
水…1 カップ
大豆水煮…1/5 カップ（30 g）
卵…1 個
キャベツ…小 1 枚（50 g）▶千切り
にら…1 茎
桜えび（乾燥）…小さじ 2
ごま油…大さじ 1
お好み焼きソース…大さじ 1

作り方

①耐熱ボウルに、オートミールと水を入れ、よく混ぜ合わせ、ラップをして600W の電子レンジで約 2 分加熱する。
②①の粗熱がとれたら、大豆水煮、キャベツ、にら、桜えび、卵を加えてよく混ぜ合わせる。
③フライパンにごま油を引いて熱し、②を広げ入れて 5 分ほど焼く。
④焼き色が付いたらフライ返しで裏返し、弱火にしてふたをして 10 分ほど焼く。中まで火が通ったら器に盛り、お好み焼きソースを回しかける。

副菜 温野菜サラダ

材料（1人分）

ブロッコリー…2 房（50 g）
カッテージチーズ…大さじ 2（26 g）
塩・こしょう…各少々

作り方

①ブロッコリーはゆでて一口大に切る。
②ボウルにブロッコリー、カッテージチーズを入れて軽く合わせ、塩・こしょうで味を調え、器に盛る。

point

ビタミン B_2 はエネルギー代謝、とくに脂質代謝に欠かせないビタミン。B_6 はたんぱく質代謝や、造血やホルモン作用の調節に大切な働きをします。ビタミン B_6 が活性するときには B_2 が必要です。B_6 はブロッコリーに、B_2 はチーズや卵に含まれています。また葉酸が多く摂れる献立です。

Day 13

たんぱく 大豆
たんぱく 卵 桜えび カッテージチーズ

この献立の

エネルギー量	463 kcal
たんぱく質量	23.2 g
食物繊維量	9.5 g
食塩相当量	2.2 g

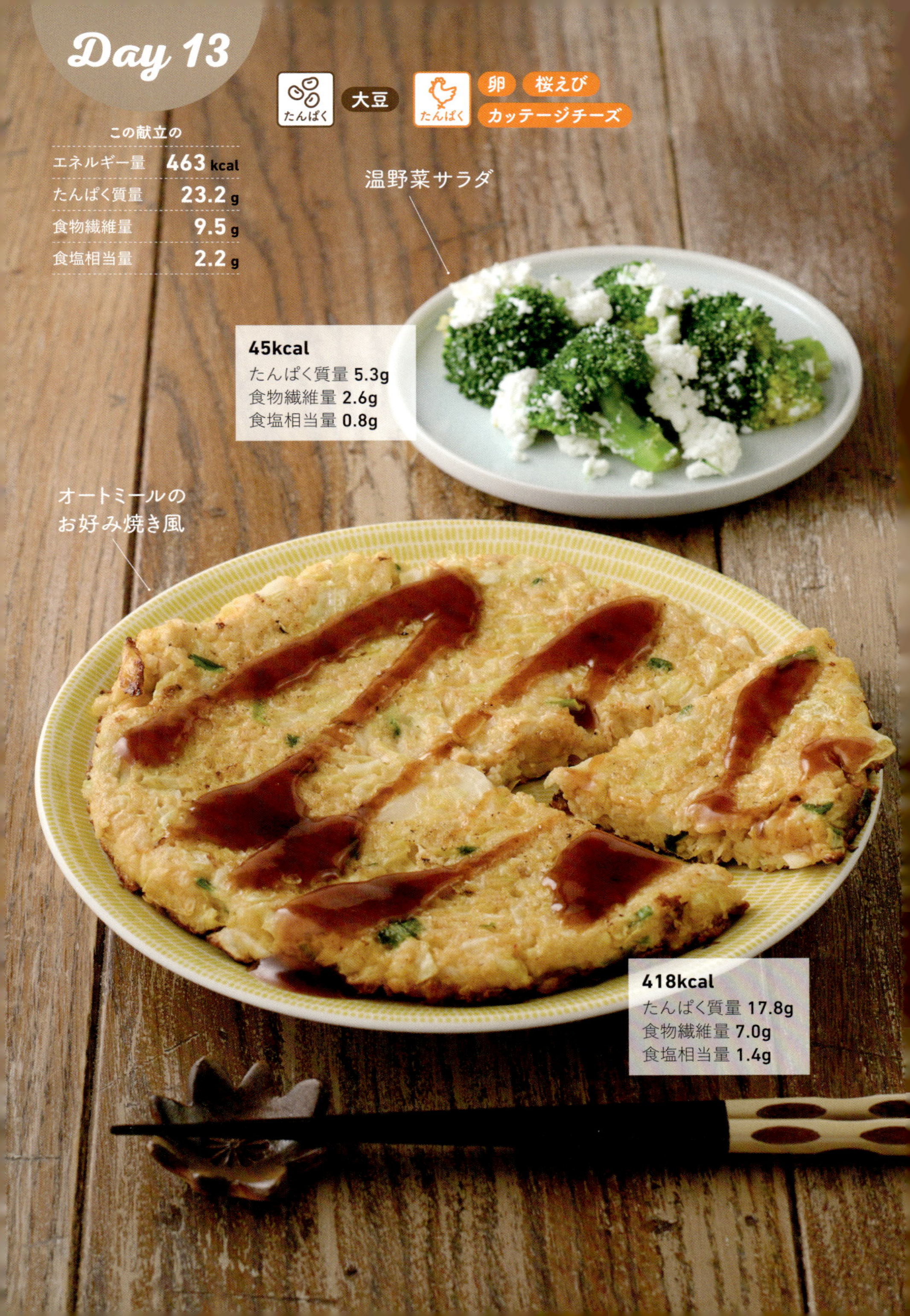

温野菜サラダ

45kcal
たんぱく質量 5.3g
食物繊維量 2.6g
食塩相当量 0.8g

オートミールの
お好み焼き風

418kcal
たんぱく質量 17.8g
食物繊維量 7.0g
食塩相当量 1.4g

主菜 さば缶のリエット風

材料（1人分）

さば水煮缶…1/2 缶（35 g）［汁も使う］
カッテージチーズ…大さじ 1（6.5 g）
粒入りマスタード…大さじ 1
ブロッコリースプラウト…少々

〈付け合わせ野菜〉
ミニトマト…3 個
きゅうり…1/6 本（30 g）▶乱切り

作り方

①ボウルにさば水煮缶（汁も含む）、粒入りマスタード、カッテージチーズを入れてよくかき混ぜる。
②①を器に入れ、ブロッコリースプラウトをトッピングする。
③皿に②をのせ、バケット（下記参照）、ミニトマト、きゅうりを添える。

副菜 豆乳スープ

材料（1人分）

がんもどき…1 個（60 g）▶一口大に切る
玉ねぎ…1/4 個（37.5 g）▶粗みじん切り
にんじん…1/12 本（15g）▶いちょう切り
キャベツ…小 1/2 枚（25 g）▶ざく切り
鶏がらスープ…1/2 カップ
豆乳…1/2 カップ
ねりごま（白）…大さじ 1
塩・こしょう…各少々

作り方

①鍋に鶏がらスープと野菜とがんもどきを入れてひと煮立ちさせる。
②①にねりごまを混ぜ入れて、豆乳を加え沸騰直前で火を止め、塩・こしょうで味を調える。

主食 バゲット

材料（1人分）

バゲット…30 g

作り方

①食べやすい大きさにカットする。

point

カルシウムとマグネシウムは骨や歯を丈夫にしたり、血圧を調整します。カルシウムが血圧を上げる一方、マグネシウムが血圧を下げるといったように拮抗して働きます。摂取比率が理想とされる2：1の献立です。

Day 14

たんぱく 豆乳 がんもどき

たんぱく さば カッテージチーズ

この献立の

エネルギー量	506 kcal
たんぱく質量	27.4 g
食物繊維量	5.7 g
食塩相当量	2.4 g

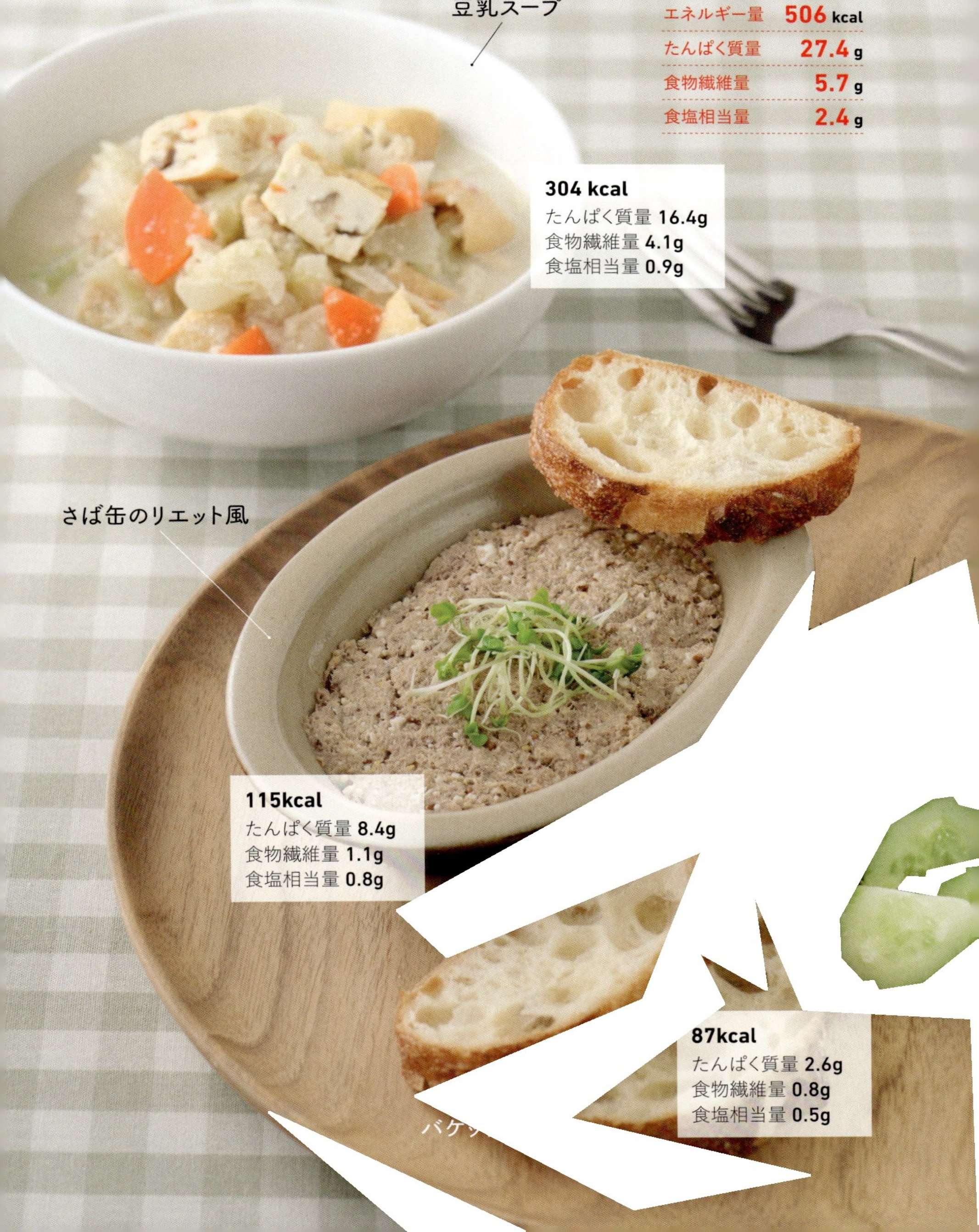

豆乳スープ

304 kcal
たんぱく質量 16.4g
食物繊維量 4.1g
食塩相当量 0.9g

さば缶のリエット風

115kcal
たんぱく質量 8.4g
食物繊維量 1.1g
食塩相当量 0.8g

バゲッ

87kcal
たんぱく質量 2.6g
食物繊維量 0.8g
食塩相当量 0.5g

つくりおき

主食二菜スープ

ベーススープをつくって、お好みのたんぱく質食品（主菜）、ごはん、麺（主食）などを加えれば1品で主食、主菜、副菜がまとめて摂取できる栄養豊かなスープです。味変アレンジもおすすめ。

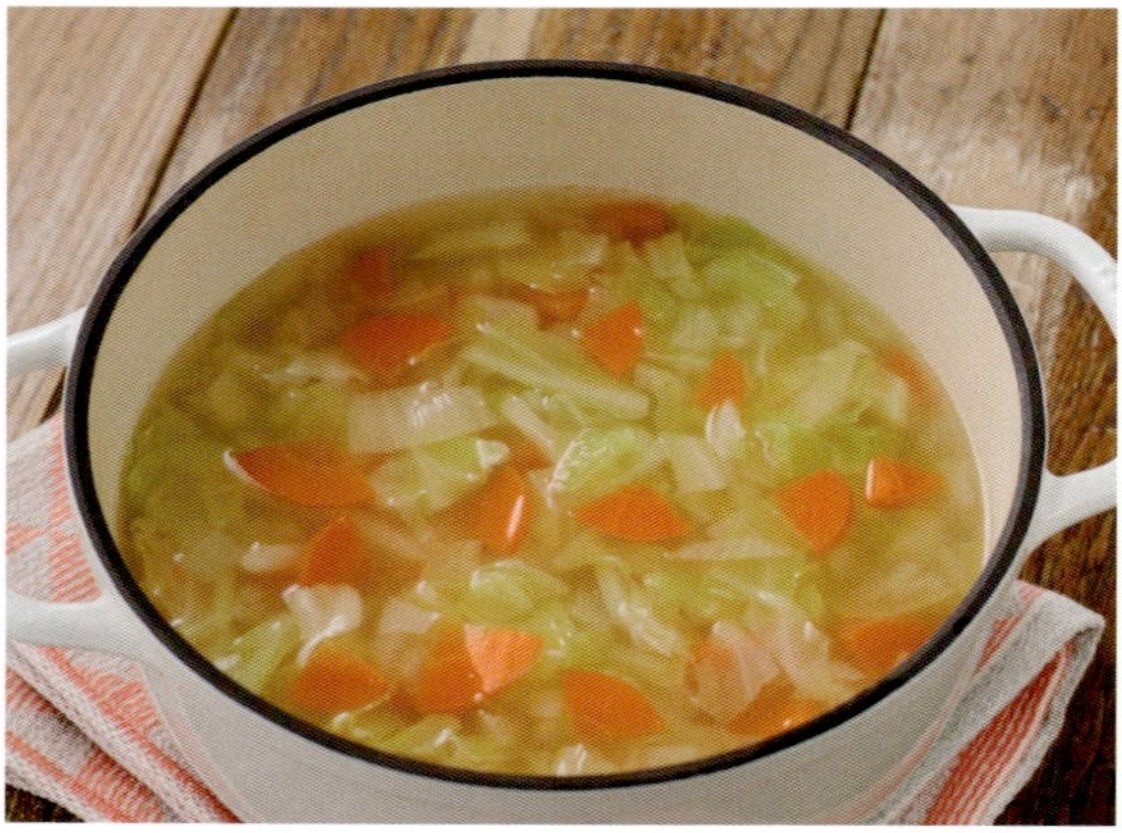

ベーススープの作り方

材料（3食分）

玉ねぎ…1・1/2個（225g）▶粗みじん切り
にんじん…1/2本（90g）▶いちょう切り
キャベツ…小3枚（150g）▶ざく切り
鶏がらスープ…3カップ

作り方

①鍋に鶏がらスープと野菜を入れて煮立たせたら、火を止める。
②①を冷まし、3等分にして冷凍保存する。

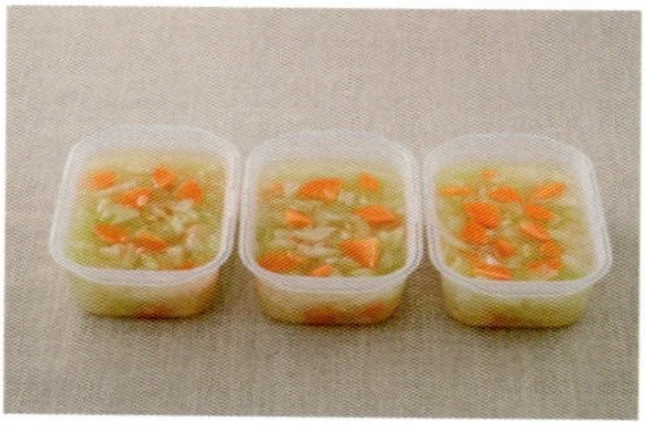

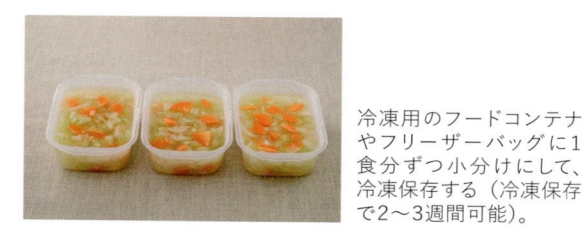

冷凍用のフードコンテナやフリーザーバッグに1食分ずつ小分けにして、冷凍保存する（冷凍保存で2〜3週間可能）。

ベーススープの

エネルギー量	175kcal
たんぱく質量	6.5g
食物繊維量	8.2g
食塩相当量	0.7g

ベーススープ　味変アレンジ

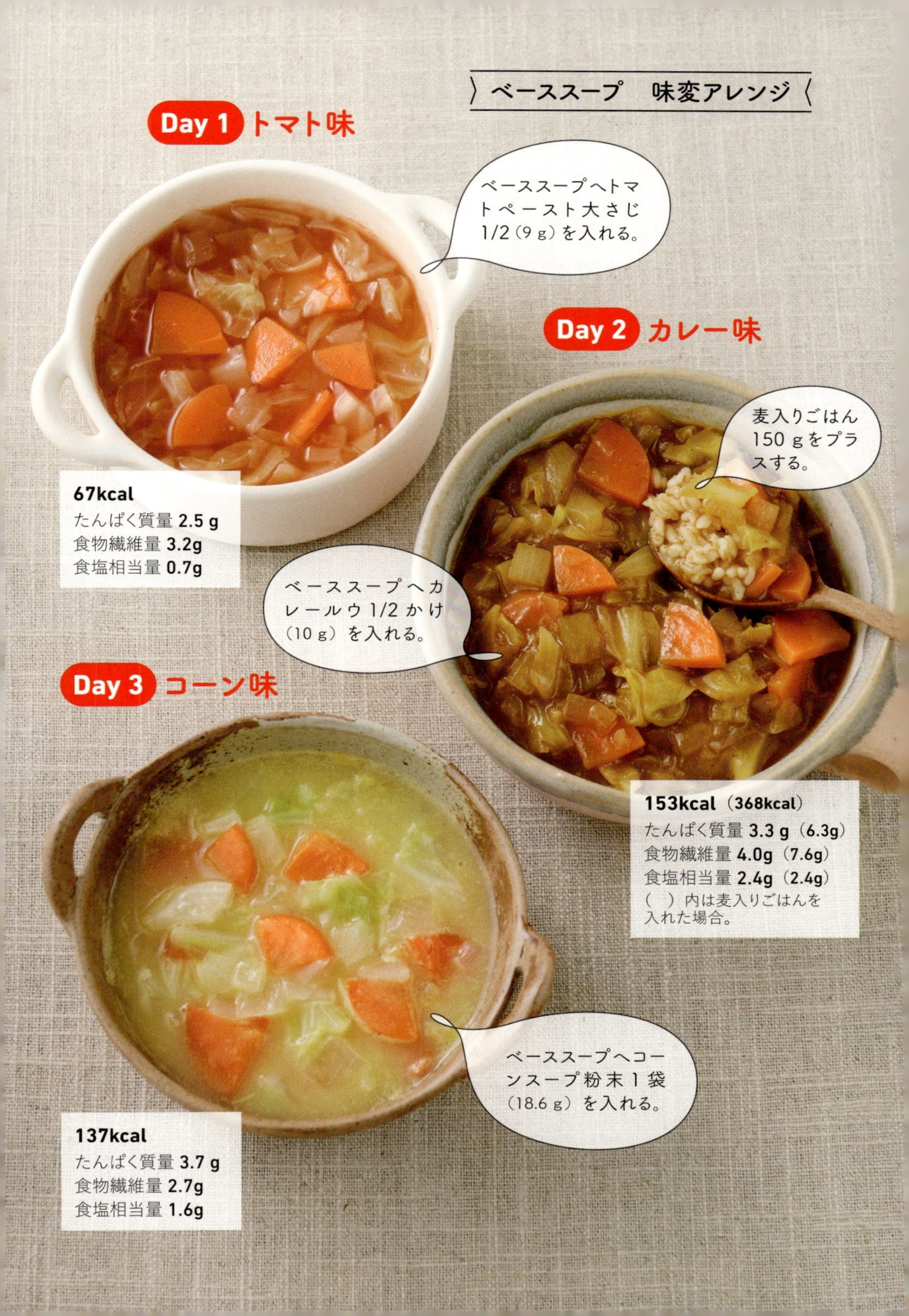

Day 1 トマト味

ベーススープへトマトペースト大さじ1/2（9ｇ）を入れる。

67kcal
たんぱく質量 **2.5 g**
食物繊維量 **3.2g**
食塩相当量 **0.7g**

Day 2 カレー味

ベーススープへカレールウ 1/2 かけ（10ｇ）を入れる。

麦入りごはん150ｇをプラスする。

153kcal（**368kcal**）
たんぱく質量 **3.3 g**（**6.3g**）
食物繊維量 **4.0g**（**7.6g**）
食塩相当量 **2.4g**（**2.4g**）
（　）内は麦入りごはんを入れた場合。

Day 3 コーン味

ベーススープへコーンスープ粉末１袋（18.6ｇ）を入れる。

137kcal
たんぱく質量 **3.7 g**
食物繊維量 **2.7g**
食塩相当量 **1.6g**

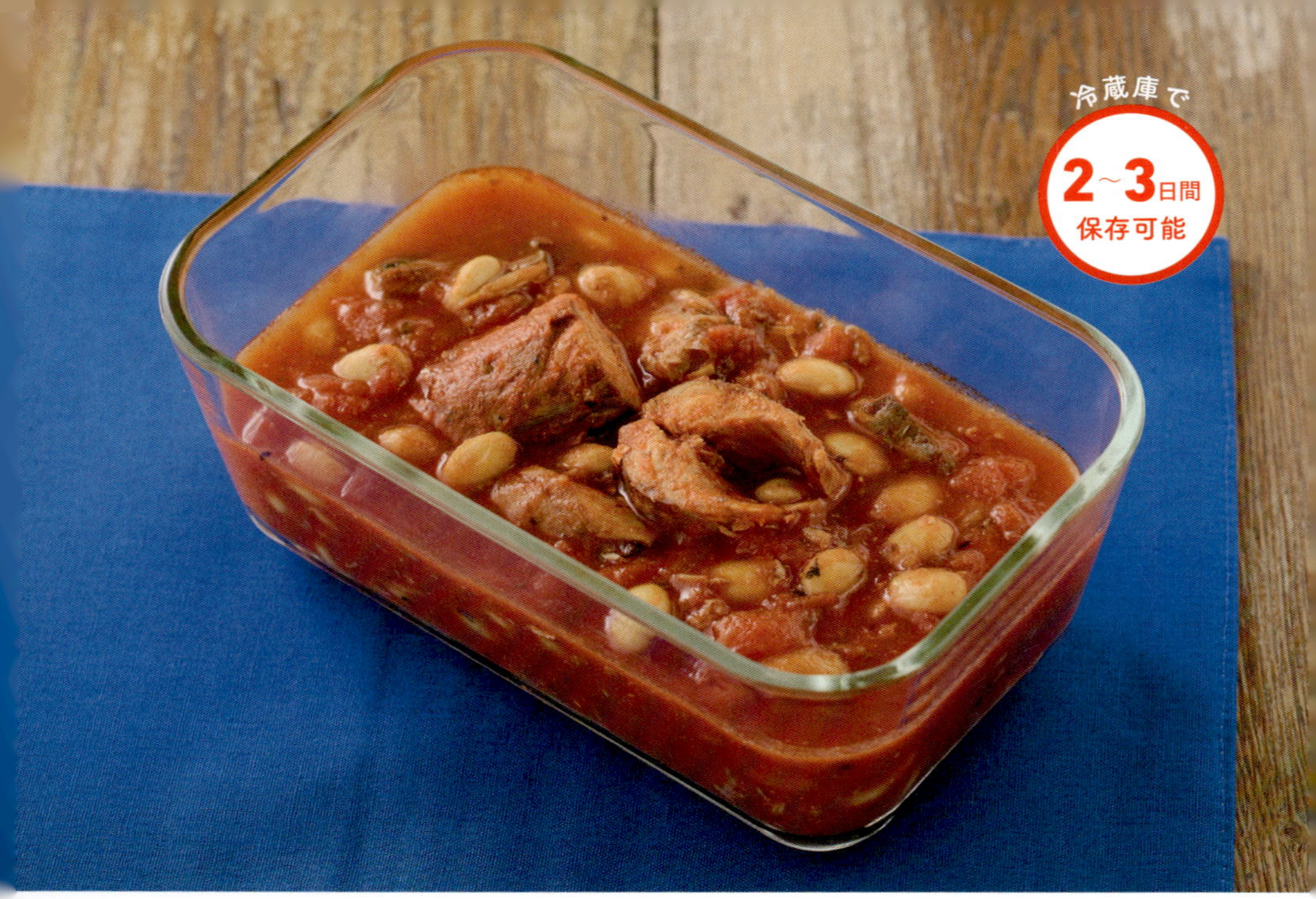

つくりおき

さばと大豆のトマト煮込み

和洋どちらにも合うダブルたんぱくのつくりおき。カルシウムやマグネシウムが豊富で、骨の強化にも◎。

たんぱく 大豆

たんぱく さば

材料（4食分）

さば水煮缶…2缶（300g）［汁も使う］
大豆水煮…150g
トマト缶（カットタイプ）…1缶（400g）
固形コンソメ（減塩）…1個（5g）
水…1/4カップ

作り方

①鍋にすべての材料を入れて、時々かき混ぜながらやや強火で15分ほど煮詰める。
②粗熱をとり、保存容器に入れて、冷蔵庫保存する。

1食あたり 4食分として

エネルギー量	213 kcal
たんぱく質量	18.9 g
食物繊維量	4.0 g
食塩相当量	1.5 g

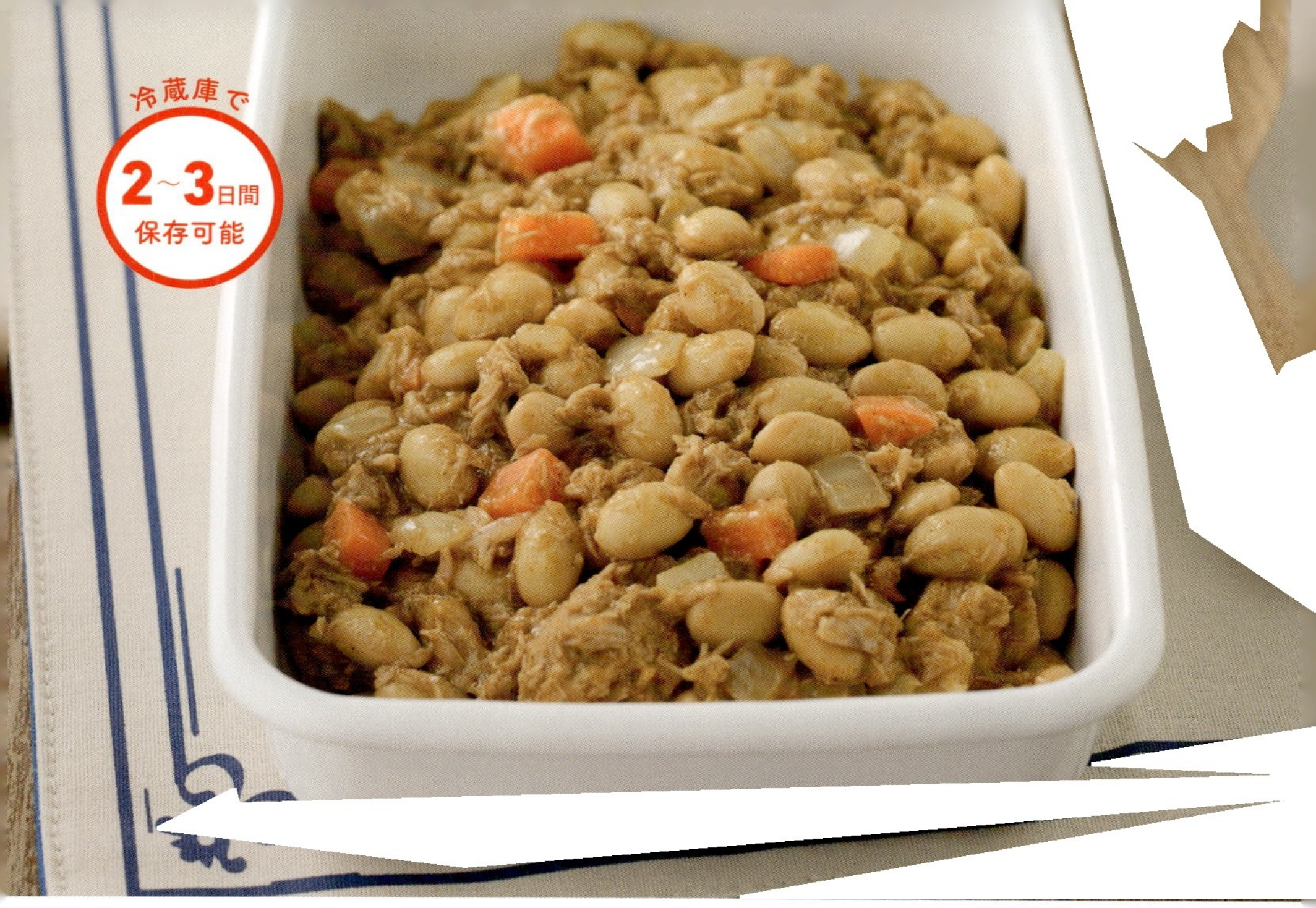

つくりおき

大豆とツナのカレー風味サラダ

カレー味が食欲をそそる一品。ダブルたんぱくだから鉄分の吸収も高まります。サンドイッチの具材としてもおすすめ。

たんぱく 大豆
たんぱく ツナ

材料（4食分）

大豆水煮…200 g
ツナ缶（オイル漬け）…2缶（140g）［汁も使う］
玉ねぎ…1/4個（37.5 g）▶粗みじん切り
にんじん…1/6本（30 g）▶粗みじん切り
フレンチドレッシング…大さじ3
カレー粉…大さじ1（6 g）
塩・こしょう…各少々

作り方

①フライパンに、ツナ缶（汁も含む）、玉ねぎ、にんじんを入れて炒める。
②①に大豆水煮を入れて炒め合わせ、火を止める。
③器にフレンチドレッシング、カレー粉を入れてよく混ぜる。
④ボウルに②と③を入れて混ぜ合わせ、塩・こしょうで味を調える。

1食あたり 4食分として

エネルギー量	208 kcal
たんぱく質量	11.6 g
食物繊維量	4.3 g
食塩相当量	1.8 g

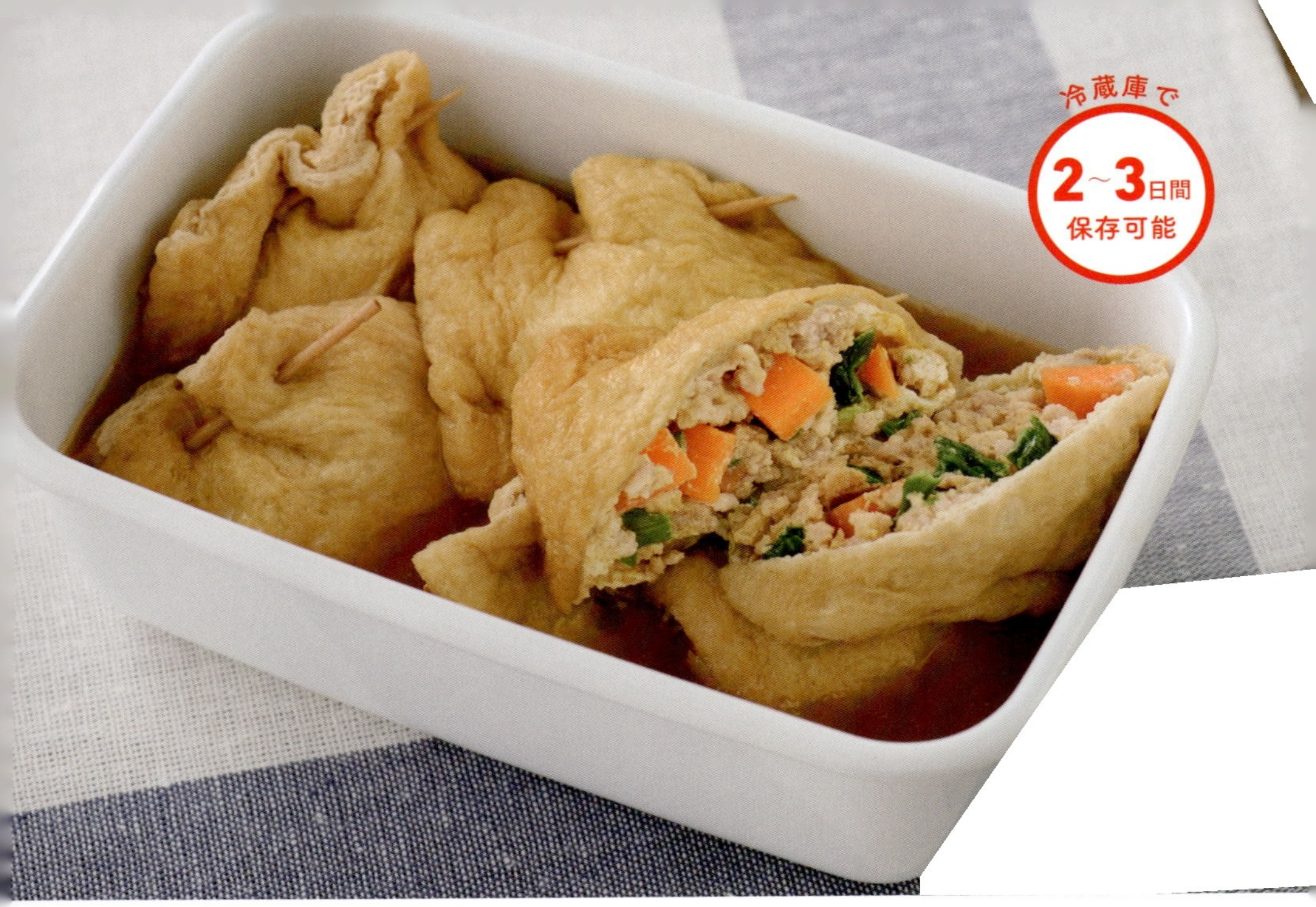

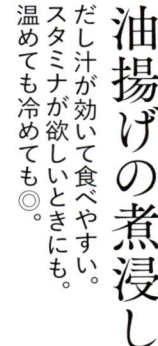

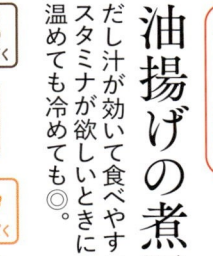

つくりおき

油揚げの煮浸し

だし汁が効いて食べやすい。スタミナが欲しいときにも。温めても冷めても◎。

たんぱく 油揚げ

たんぱく 鶏ひき肉 卵

材料（3食分）

油揚げ…3枚
鶏ひき肉…120ｇ
卵…1個
にら…1/6束 ▶粗みじん切り
にんじん…1/9本（20g）▶粗みじん切り
めんつゆ2倍濃縮…3/4カップ
水…3カップ

作り方

①油揚げはお湯で油抜きして、それぞれ半分に切り、袋状に割く。
②ボウルで、鶏ひき肉、にら、にんじん、溶き卵を混ぜ合わせる。
③油揚げ各々に均等に②を詰め、爪楊枝で留める。
④鍋に水とめんつゆ、③を入れて火にかけ、15〜20分程度煮込む。粗熱が取れたら、保存容器に移す。

1食あたり 3食分として

エネルギー量	241 kcal
たんぱく質量	16.1 g
食物繊維量	0.6 g
食塩相当量	1.8 g

Part 4

心地よく歳を重ねる栄養バランスの新常識

腸活は腸内細菌がつくる「短鎖脂肪酸」に注目！

この章では、心地よく歳を重ねるために、食事習慣のポイントを解説していきます。腸内環境を整えることが健康寿命を延ばすことになり、その鍵を握るのが腸内細菌です。そこで近年では、腸内環境をより良い状態にするために「腸活」の重要性が認められています。

少し前まで、腸活の目的として善玉菌を増やすことがすすめられていましたが、現在では、**腸内細菌叢《そう》（腸内フローラ）のダイバーシティ（多様性）**が重要視されるようになりました。

多種多様な菌が共存し、新しい菌と古い菌が入れ替わるという、常に揺れ動いているけどバランスがとれている状態こそが、より良い作用を生み出す理想の腸内環境と考えられるようになっているのです。

腸活は大きく分けて、**「プロバイオティクス」と「プレバイオティクス」のふたつ**

があります。

「プロバイオティクス」は、発酵食品（ヨーグルト、チーズ、納豆、乳酸菌飲料、発酵した漬物など）を摂って腸内環境を整えることです。

発酵食品は発酵の過程で元の食品にはなかった栄養成分がプラスされる良い面があります。たとえば、納豆は、発酵する過程で、ビタミンB_2やビタミンKが増加します。ヨーグルトなどは、発酵により乳糖（糖質の一種）やたんぱく質の分解が進んでいるので、消化吸収がよくなります。

「プレバイオティクス」は、腸内細菌が好むものを摂って、現在生息している腸内で有用な働きをする菌（有用菌）を増やすことです。有用菌は、水溶性食物繊維（野菜、果物、きのこ、海藻、穀類、芋類などに含有）や難消化性オリゴ糖（大豆製品、玉ねぎ、ごぼう、アスパラガス、ニンニク、トマト、トウモロコシ、バナナ、りんごなどに含有）を好みます。

また、近年になり、新たに、有用菌が好むものが明らかになり注目をあびています。それは、**レジスタントスターチ（難消化性でんぷん）**と呼ばれているもの。食物繊維の一種で、名前のとおり、小腸で消化吸収されずに、大腸の奥まで届くでんぷんです。レジスタントスターチは、穀類や芋類、豆類などに多く含まれ、酪酸《らくさん》菌（腸内細菌）のエサとなり、後述する「短鎖脂肪酸」を生みます。これを使って料理する場合、冷ますことが肝心です。料理を温め直すとレジスタントスターチが減り効果が下がってしまいますので、冷めたままの料理がおすすめです。

プロバイオティクスとプレバイオティクスを組み合わせることを、**「シンバイオティクス」**と言います。腸活は、シンバイオティクスをおこなうことでより良い効果をもたらします。

また、有用菌が好物を食べてつくり出す、健康に有用な代謝産物を**「ポストバイオティクス」**と呼びます。その代表が短鎖脂肪酸で、酪酸、酢酸、プロピオン酸などがあります。主な働きは次のとおりです。

①腸内を弱酸性に保ち、悪玉菌を抑制して、善玉菌の発育を促進する

②腸管の免疫細胞に影響を与え免疫機能を調節する
③大腸の粘膜を強くし腸管のバリア機能を高める
④炎症を抑える
⑤腸のエネルギー源になる
⑥脂肪細胞の肥大化を抑えて肥満を予防する
⑦腸の蠕動運動を促進する

こんなにも私たちの体内で健康維持に貢献している頼もしい短鎖脂肪酸。腸活をしっかりおこなっていつも充足した状態でいたいものです。

体内で短鎖脂肪酸が不足しているかどうか、目安になるものがあります。それは、**便のにおい**です。不足すると、アンモニア、硫化水素、インドールなどが産生され、嫌なにおいの元をつくります。

心あたりのある方は、腸活をしっかりおこなってください。

腸活にも時間栄養学は大切だった！

朝食習慣が腸活に大変重要な役割を担っていることが、近年の研究でわかりました。体内時計は、朝食の刺激により末梢時計が動き、時間のずれがリセットされますが、京都府立医科大学大学院の内藤裕二先生によると、**リセットのスイッチを押すのが、腸内細菌がつくる代謝物つまり短鎖脂肪酸で、細菌自体にも体内時計がある**と説明しています。

マウスの研究になりますが、短鎖脂肪酸は腸内細菌から宿主（ヒト）への伝達物質として作用し、末梢時計を調節している可能性がみえてきました。宿主のもつ体内時計と腸内細菌は、短鎖脂肪酸を介して相互に作用しあっていると言われています。

また、腸内細菌は、宿主の体内時計のリズムに合わせて1日のなかで種類や機能が変動しており、体内時計（食事時間）に合わせて生活していることが明らかになっています。[52]

腸内細菌がつくる短鎖脂肪酸の産生リズムは、宿主の体内時計（食事時間）と同じリズムになっています。[53]

そのため、朝食を食べないことで宿主の体内時計が乱れてしまうと、腸内環境も同じように乱れて、短鎖脂肪酸を産生する機能がうまく働かなくなります。すると宿主は、様々な短鎖脂肪酸の恩恵を受けにくくなります。

たとえ腸活に良いとされる食品を食べていたとしても、**乱れた体内時計では乱れた腸内環境がつくられてしまいます**。

腸活の基本は、朝食を毎日食べて体内時計のリズムを整えることです。朝食習慣で腸内環境を整えましょう。

52 『Q&Aですらすらわかる体内時計応用法：リズム研究をどう社会に応用するか』田原 優（編著）、柴田重信（監修）杏林書院　p.80
53 『脂肪を落としたければ食べる時間を変えなさい』柴田重信著 講談社＋α新書 p.153

脂質は身体に良い油をかしこく摂取する

脂質は、炭水化物やたんぱく質と並ぶ3大栄養素（エネルギー産生栄養素）のひとつで、身体にとっても重要です。

一般的に、常温で液体である植物性油や魚油などを「油」、常温で固体である動物性油脂（肉や魚の脂肪、バター、ヘット、ラードなど）を「脂」と使い分けています。

脂質は、構造の違いで分類すると「単純脂質」「複合脂質」「誘導脂質」の3種類あり、これらを構成する重要な要素が「脂肪酸」です。

私たちがよく耳にする中性脂肪はグリセリンというアルコールに3つの脂肪酸がつながった構造をしている単純脂質です。そして動物の脂肪組織から中性脂肪を取り出したものがヘットやラード、植物の種実から中性脂肪を取り出したものが植物油です。

主な植物性油に含まれる脂肪酸含有率

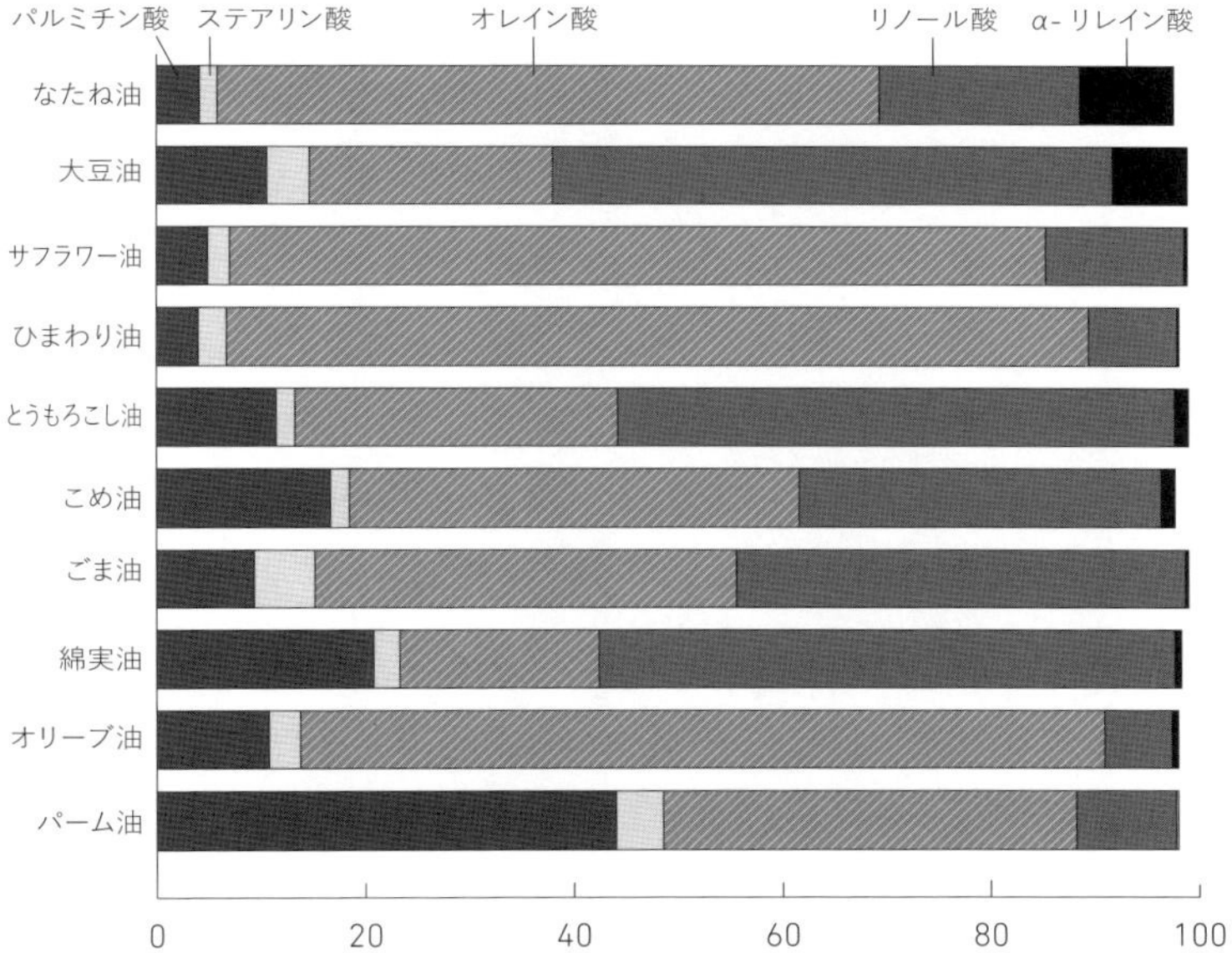

脂質の分類と特徴

分類	特徴
単純脂質	エネルギー貯蔵、組織の保護 食品中の脂肪の大部分を占める
複合脂質	細胞膜を構成し物質の透過性を調整 脳や神経組織に広く分布
誘導脂質	細胞膜、ホルモンなどの構成成分

出典（上図）：一般社団法人日本植物油協会 https://www.oil.or.jp/kiso/eiyou/eiyou02_02.html
出典参考（下図）：『よくわかる栄養学の基本としくみ』中尾豊著　秀和システム

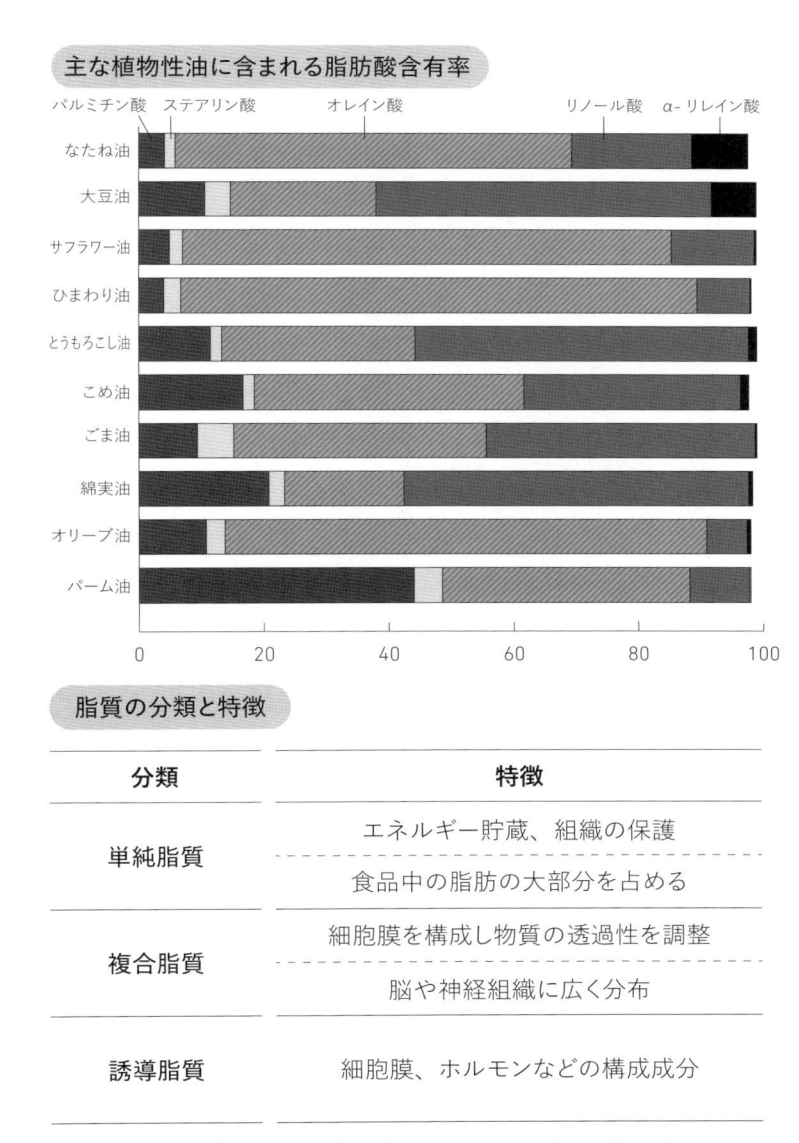

この脂肪酸は、構造の違いで**「飽和脂肪酸」と「不飽和脂肪酸」の2種類**あり、それぞれが様々に分類されます。動物性油脂に多く含まれているのが飽和脂肪酸です。飽和脂肪酸のなかで、ラウリン酸やミリスチン酸、パルミチン酸は、コレステロールを上昇させると考えられ、ステアリン酸は、体内でオレイン酸に変換されるのでコレステロール上昇が少ないとされています。

一方、不飽和脂肪酸は、**「一価不飽和脂肪酸」と「多価不飽和脂肪酸」の2種類**に分類されます。

一価不飽和脂肪酸には、オレイン酸などがあり、主に植物性油に多く含まれていますが、飽和脂肪酸から体内でも合成できます。

多価不飽和脂肪酸は次のとおりです。リノール酸、α－リノレン酸などは、主に植物性油に、ＥＰＡ（エイコサペンタエン酸）、ＤＨＡ（ドコサヘキサエン酸）は、主に魚油に多く含まれ、アラキドン酸は主に動物性油脂に含まれています。

脂肪酸のなかには、体内で合成することができないか、合成できても必要量を満たすことができず、食品から摂る必須脂肪酸があり、α－リノレン酸などのｎ－３系脂

脂肪酸の分類

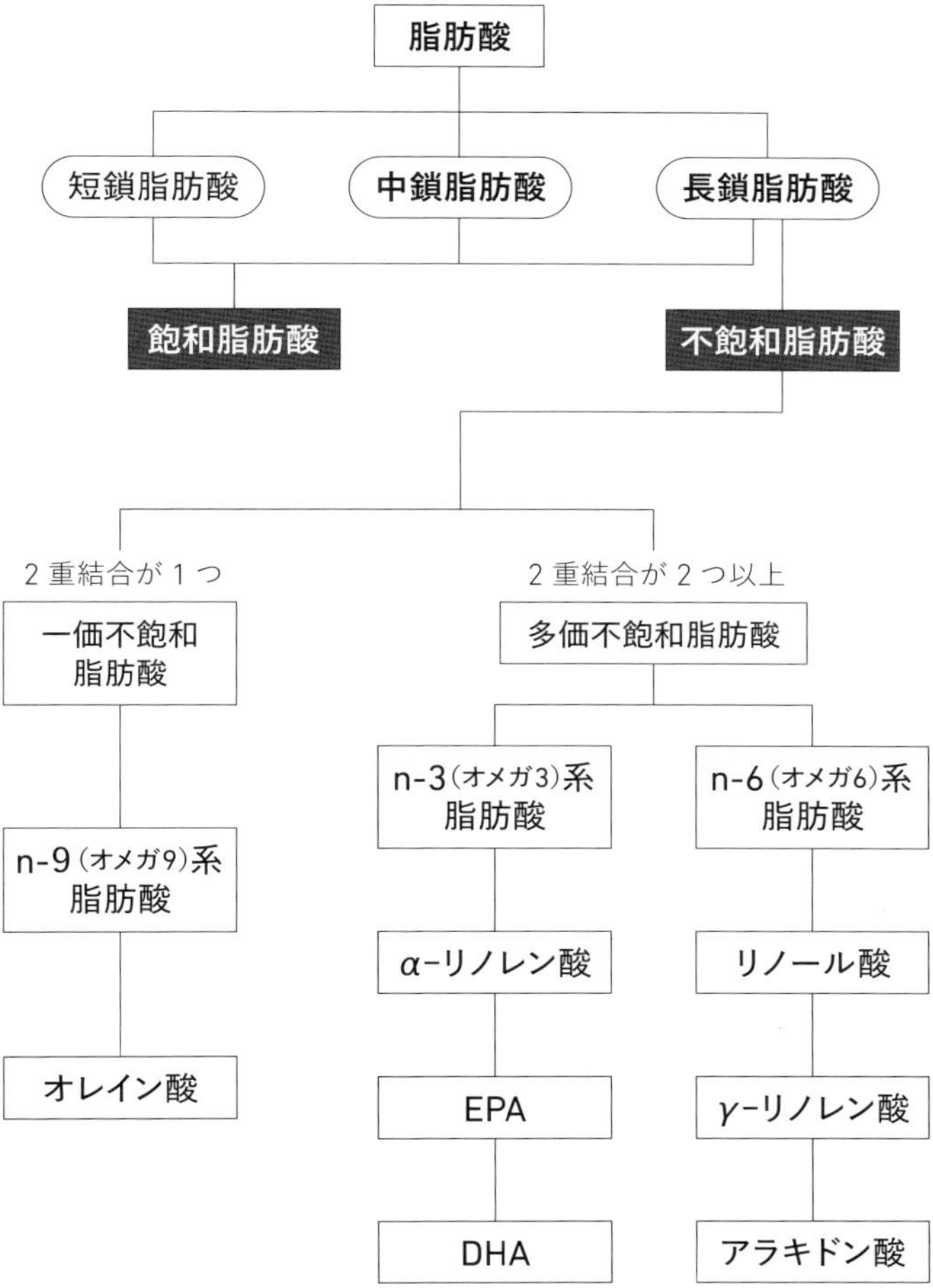
脂肪酸
短鎖脂肪酸
中鎖脂肪酸
長鎖脂肪酸
飽和脂肪酸
不飽和脂肪酸
2重結合が1つ
一価不飽和脂肪酸
n-9（オメガ9）系脂肪酸
オレイン酸
2重結合が2つ以上
多価不飽和脂肪酸
n-3（オメガ3）系脂肪酸
α-リノレン酸
EPA
DHA
n-6（オメガ6）系脂肪酸
リノール酸
γ-リノレン酸
アラキドン酸

肪酸やリノール酸などのn－6系脂肪酸があります。必須脂肪酸は、欠乏すると皮膚炎などを発症させます。身体の働きを正常におこなうために必要不可欠な成分です。

ＤＨＡは身体の細胞膜の60％を、脳全体の11％を占めています。また、アラキドン酸は、海馬（記憶を司る部位）に比較的多いとされています。

脂肪酸の一部は、体内で変換されて別の脂肪酸をつくる次のようなしくみがあります。たとえば、α－リノレン酸→ＥＰＡ→ＤＨＡ、リノール酸→γ－リノレン酸→アラキドン酸に変換されます（１５５ページ図参照）。

また、脂肪酸は構造の違いで、**「短鎖脂肪酸」**（飽和脂肪酸）、**「中鎖脂肪酸」**（飽和脂肪酸）、**「長鎖脂肪酸」**（飽和脂肪酸、一価不飽和脂肪酸、多価不飽和脂肪酸）にも分類されます。

中鎖脂肪酸は、飽和脂肪酸のカプリル酸（オクタン酸）やカプリン酸（デカン酸）などで構成され、効率良くエネルギーに変わることができる特徴があります。

これは、ＭＣＴ（Medium Chain Triglyceride）オイルとしてドラッグストアやスーパーマーケットでも売られていて中鎖脂肪酸が１００％。食欲低下の高齢者の方をはじめエネルギー補給を目的に活用されています。スープなどの汁物、ごはん、ヨーグルトなどに適量を混ぜるだけで、簡単にエネルギー補給できます。無味無臭なので風味を損ないません。ただし、必須脂肪酸が含まれないので、長期にわたってそればかり摂ることはおすすめできません。

市場に出回っている植物性油には様々な種類があり、どれが良いのかという相談をよく受けます。私はいつも、**「身体に良いと言われる油でも油は油です。どの油も摂り過ぎると期待する効果が得られないですよ」**とお伝えしています。というのも、植物性油を構成している数々の脂肪酸には含有量の差はありますが、飽和脂肪酸も不飽和脂肪酸も含まれているものがほとんどです（153ページ上図参照）。

ある脂肪酸の健康効果を期待し、ひとつの製品にこだわるあまり、過剰摂取しないように注意しましょう。

すべての油は、1gで9kcalのエネルギー量があります。エネルギー補給が必要な方にはとても重要なエネルギー源ですが、体重増加が心配な方が摂り過ぎれば、エネルギー過多につながります。どんな植物油でも、**1日の適量は大さじ1〜2杯**にしましょう。

おわりに

最後までお読みいただき、ありがとうございました。

私たちの身体は、自分の食べたものでできています。食事の果たす役割は大きく、私たちがむしろ無意識におこなっている食行動は良くも悪くも将来の健康に影響を及ぼしています。少し大げさに聞こえるかもしれませんが、これは私のある体験から実感したことです。

若い頃に、イギリスへ語学研修に行ったときのことです。ホームステイ先のホストが料理の苦手な方で、ほとんど毎日提供される朝食は食パン、コーンフレーク、ミルクティー、夕食は冷凍食品の肉料理、ポテトや豆料理。夕食後はスイーツ。そして、就寝前にホストと一緒にミルクティーとビスケットでティータイム、昼食は、学校でサンドイッチなどの軽食を食べるといった食生活を送っていると、やがて、ワンパターンの朝食に飽きてしまい欠食するようになっていきました。

滞在中、野菜、魚、果物、海藻を摂ることがほとんどありませんでした。するとどうでしょう。みるみるうちに体重が増え、身体が不調になってしまったのです。帰国したときに、まわりから「顔が変わったね！」と言われるほどでした。外見は10歳近く老けてみえていたと思います。

幸い、その後、ジムで運動し、元の食生活に戻ったら、体調も体形も少しずつ回復していきました。このときの体験から、食の大切さを痛感したのです。そして、管理栄養士になるきっかけにもなりました。

仕事も家事も趣味も勉強も、何をするにも健康な身体があってのものです。健康で快適な毎日を過ごし実りある人生は食事習慣にかかっています。

人生１００年時代、ダブルたんぱくの朝食習慣でいつまでも健やかな身体が維持できますことを願っています。

森　由香子

著者
森 由香子（もり ゆかこ）
管理栄養士。日本抗加齢医学会指導士。
東京農業大学農学部栄養学科卒業。大妻女子大学大学院（人間文化研究科 人間生活科学専攻）修士課程修了。日本サルコペニア・フレイル学会会員・日本認知症予防学会会員・日本排尿機能学会会員・日本時間栄養学会会員。
医療機関をはじめ幅広い分野で活動中。クリニックで、入院・外来患者の栄養指導、食事記録の栄養分析、ダイエット指導、フランス料理の三國清三シェフとともに、病院食や院内レストラン「ミクニマンスール」のメニュー開発、料理本の制作などの経験をもつ。食事からのアンチエイジングを提唱し、「かきくけこ、やまにさち」®食事法の普及につとめている。

朝食を充実させればみるみる健康に!
老けない身体をつくる「朝のダブルたんぱく」習慣

2024年9月20日　第1刷発行

著　者　森　由香子
発行者　徳留慶太郎
発行所　株式会社すばる舎
東京都豊島区東池袋 3-9-7　東池袋織本ビル　〒170-0013
TEL　03-3981-8651（代表）
03-3981-0767（営業部）
振替　00140-7-116563
https://www.subarusya.jp/
印　刷　ベクトル印刷株式会社

落丁・乱丁本はお取り替えいたします

ISBN978-4-7991-1224-3
